がんになった人のそばで、わたしたちにできること＊目次

はじめに 7
講義01 がんになるとはどういうことか 11
講義02 がんによる「痛み」とはどのようなものか 33
講義03 なぜ「社会的な役割をもちつづけてもらう支援」が重要なのか 51
講義04 人生会議の本質を考える 75
講義05 がんによる生活への影響を把握する 99

講義06 「もう死なせてほしい」と言われたときにどう答えるか 123
講義07 死の直前の状態を知る 147
講義08 看取りに必要な心構えとはどのようなものか 171
講義09 がんで死ぬのは幸せなのか 193
講義10 1000年生きられる時代なら 213
あとがき 233

がんになった人のそばで、
わたしたちにできること

「幸せな生」を
支えるための
10の講義

はじめに

みなさんは、「がんになるということ」がどういうことなのか、どのくらい知っているでしょうか。

本書を手に取っていただいたみなさんの多くは、ご自身でがんを経験したことがない方ばかりでしょう。もちろん、ご自身でがんを経験したとしても、がんの種類や進行の程度、また一人ひとりの価値観によって、辿《たど》る経過がまったく異なります。それは、看護師や医師、福祉職など、がん患者さんを支援する仕事に就いていたとしても実感されることでしょう。

僕自身は2005年に医師になった後、2007年から緩和ケア、そして2009年からは腫瘍内科（抗がん剤を専門とする内科医）もキャリアに加え、抗がん剤治療から緩和ケア病棟でのケア、また在宅診療まで幅広く、そして数えきれないほどの患者さんに接してきましたが、ひとりとして同じ経過を辿った患者さんはいません。医師キャリア20年弱になろうかという現在であっても、患者さんや家族のかかえる苦悩や、それに向き合う思いに、僕自身が気づかされることが多いのが事実です。それだけ、がん領域のケアは終わりのない奥深さがあるということでしょう。

近年、住み慣れた場所・本人が希望する場所でその最期の時間を過ごすための体制づくりが進められており、医療者や福祉職などが、患者さん・家族とともに「チーム」を組んでその治療の道のりを歩んでいくことが求められるようになっています。そのチーム医療を進めていくなかで、さまざまな疑問や不安をかかえ、最期まで患者さんの希望を支えることが揺らいでしまう現実があることは事実です。なかでも、がんが進行していくなかで患者さんや家族がかかえる身体的・精神的・社会的・スピリチュアルな苦痛など、がん特有の症状などへ対応する戸惑いが大きいといわれています。

また、「本人の意思を尊重する」という理念については、人生会議（Advance Care Planning：ACP）などにより徐々に広まってきてはいるものの、患者さんは「医者に導いてほしい」「先生（家族）にお任せします」などと言って、自分の意思を明確に示すことができない場合も多かったりします。

これらの状況を総合的に考えると、がんをかかえる方に、その看取りまで含めてかかわっていく医療福祉職は、患者さん本人が置かれている状況を適切に判断するために、ある程度の医療知識をもったうえで、意思決定支援に必要となる考え方も理解しておく必要があるといえます。

そこで今回、本書では「がんになるとはどういうことなのか」「がんになるとどういう痛みに苛《さいな》まれるのか」「がんをもちながらもこの社会で生きていく課題とその対応とは」「がんによって死を迎えていくこととは」などのテーマについて、僕がこれまで各種の講義で話してきた内容を、ひとつにまとめて文章にし、みなさんにお伝えしていきます。全10回の講義録は、明日から使える実践的な内容もあれば、答えがないような哲学的なテーマも含まれています。実際の講義で、目の前にいる方々に向けて話しかけるように書いていますので、脳内で音声再生しながら、「こんな感じでしゃべっているんだろうなー」なんて妄想しながらお読みいただければと思います。

この講義録の内容が、がんをもって生きていく方を支援する医療福祉職、また患者さんやそのご家族などに、広くご参照いただければ幸いです。

講義01

がんになるとはどういうことか

みなさん、こんにちは。

これから全10回の講義を通して、みなさんと一緒に「がんになるってどういうこと？」について考えていきたいと思います。

この講義を聴きに来てくださっているみなさんのなかには、医師や看護師のような医療者も、介護施設で働いている介護士さんや在宅でのヘルパーさん、ケアマネジャーさん、また患者さんご自身やご家族もいらっしゃると聞いています。なるべく多くの方にわかりやすい言葉でお話ししていくつもりですが、時々専門用語が混じるところはご容赦ください。

さて、まずこの講義の目的ですが、「がんという病気に携わって、その死までの過程を見守っていくなかで、『幸せな生』を支えることが可能なのか」について考えることです。

この講義を聴きに来てくださっている方々のうち、これまで自分自身でがんを経験した人は多くはないと思います。がんと診断されてどういった説明を受け、どういった経過を辿《たど》っていくのか。そのあたりの実際を知らなければ、患者さんの「幸せな生」を支えるスタートラインに立つことすらできませんよね。

ではまず、今日の講義では、最近のがん診療の現場ではどのようなお話がされて、どういった方針で診ていく場合が多いのかについて取り上げてみましょう。

「がん」と「癌」の違い

まず、「がんと診断された」と一口に言っても、いわゆる早期のがんと、かなり進行した状態で見つかったがんでは、お話しする内容も大きく異なります。この講義では主に、進行した状態で見つかってしまったがんの患者さんについて考えていきますが、その前に早期がんも含めた全体についてもお話ししておきましょう。

一般的に「がん」と平仮名で表記するとき、それは胃癌や乳癌といったものだけではなく、白血病やリンパ腫などの血液がん、あとは骨や筋肉から発生する肉腫と呼ばれるものまでを含めた全体を指す言葉になります。「癌」と漢字で書く場合は、ちょっと専門的な話になりますが、「上皮組織から発生した悪性腫瘍」という意味合いになり、胃癌や乳癌などよく耳にする病名はこちらに入ります（図表01-1）。「上皮組織って何？」って話まですると難しくなってきますが、簡単にいえば「消化管や気道などの内側や体の表面、臓器などをおおう細胞たち」ということになります。まあ、この部分についてはあまり詳しく覚えなくても大丈夫です。

僕が専門としているのは、このうちの「癌」で、そのなかでも胃や大腸といった消化管と、膵臓および胆管にできる癌に対する抗がん剤治療が主になります。なので、肺癌や乳癌などの抗がん剤治療については、基本的なことは勉強していますが、自分が主治医となって患者さんを受けもつことはありません。また、緩和ケアも専門のひとつですが、こちらは一般的に臓器別で診療することはないため、すべての「がん」が対象になります。

また、ここからは主に漢字表記での「癌」の話をしていきますが、いわゆる早期癌と進行癌とでは、診療方針が大きく変わります。癌の進行度は「ステージ分類」で表されることが多く、ステージは1～4、そのなかでもう少し細かい分類がなされることもあります。ちなみに、ステージ5というのはありません。なぜかよく聞かれるのですが。

図表01-1　がんと癌

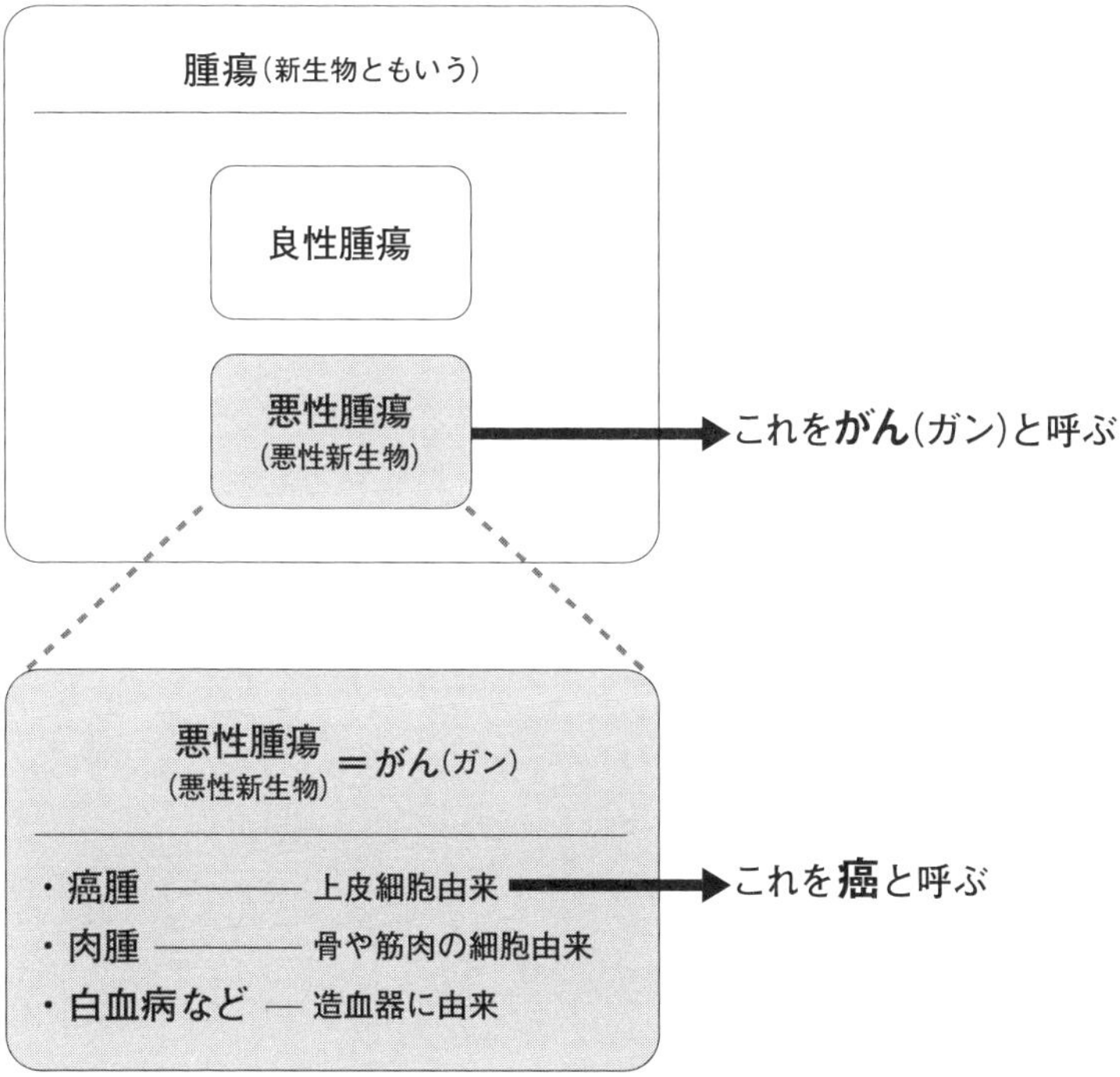
腫瘍(新生物ともいう)
良性腫瘍
悪性腫瘍
(悪性新生物)
これをがん(ガン)と呼ぶ
悪性腫瘍
(悪性新生物)
=がん(ガン)
・癌腫 —— 上皮細胞由来
これを癌と呼ぶ
・肉腫 —— 骨や筋肉の細胞由来
・白血病など — 造血器に由来

このなかで一般的に「早期癌」というと、ステージ1や2くらいを指すことが多く、このくらいの進行度であれば、その多くは手術で完治します。治療法としては、手術以外にも内視鏡、つまり胃カメラとかによる切除や、放射線治療も、癌の種類によって選択されることがあります。

それに対し、ステージ3となると、癌の種類によって治療法が大きく変わります。手術で完治することも多いのですが、再発のリスクも高いため、手術後に放射線治療を追加したり、抗がん剤治療を追加したりすることもあります。手術ではなく、抗がん剤治療+放射線治療で完治を目指すこともあります。

そしてステージ4は、「全身に癌が広がっている状態」と、僕は多くの方に説明しています。全身に広がっているために、一部の例外はありますが、基本的には手術で切り取ったり、放射線で焼いたりして治すことは難しく、抗がん剤治療を中心にして治療をしていきましょう、という段階です。

ちなみに、ステージ4を指して「末期がん」と表現する方が、医療者でも時々いますが、僕自身はこの言葉は使いませんし、使うべきではないと思っています。先ほども言いましたが、ステージ4はあくまでも「全身に癌が広がっている状態」というだけであって、それが肝臓や肺といった命にかかわる臓器に広がっているのと、骨だけに広がっているというのでは、その後の経過や治療選択も大きく異なります。

例えば、乳癌や肺癌で骨転移があれば、それは「ステージ4」ではありますが、その状態からきちんと治療することで10年以上生きられる場合もあります。また、肝臓や肺に広がっているのは一般的に「命にかかわる状態」のステージ4であり、その広がり方によっては余命数か月以内のパターンもありますが、その状態からでも治療の効果によっては完治、がんの場合は「寛解」という言葉を使いますが、体から癌を消し去れる可能性もあるのです。

同じステージ4とはいっても、癌の状態や広がり方、また患者さん自身の体力や抗がん剤の効き方などのさまざまな要因によって、その予後は大きく変わります。なので、「ステージ4＝末期がん」とひとくくりにしてしまうのは、あまりにも雑で乱暴であるとわかっていただけたかと思います。

ステージ4の患者さんに対してどのように説明しているか

ではここから、ステージ4と診断された患者さんに対して、医師がどのように説明しているかをご紹介していきましょう。もちろん、医師によって説明の仕方は異なりますし、この伝え方が正しいというわけでもなく、あくまでも「僕はこのようにしている」という例です。

「初めまして、腫瘍内科の西と申します。今回、外科の先生からご紹介を受けてこちらにお越しいただいたわけですが、外科の先生から病気のことについてお手紙はいただいているのですが、一応、○○さんがどういった説明を受けているか確認をさせていただくために、今日こちらにお越しいただくことになった経緯についてお話しいただけますか？」

「……なるほど、ありがとうございます。ではこれから今後の治療についてお話ししていきますが、病気が病気ですので、どうしてもそのなかに、あまり聞きたくない話や怖い話が含まれてきます。人によっては、『そういった話であれば聞きたくない』『家族に聞いてもらってお任せでいい』という方もいらっしゃいます。ただ、私としては、やはりご自身の体のことですので、きちんとご自身で聞いていただいて、そのうえで治療の内容を相談していきたいのですが、包み隠さずお話ししてもいいですか？……ありがとうございます。では、（家族に向かって）ご本人もこのようにおっしゃっていますので、悪い話も含めてきちんとお話しいたしますね」

「○○さんは、大腸癌の肝転移・腹膜播種《ふくまくはしゅ》と診断されました。これが大腸だけなら、手術で治してしまうという選択肢があるのですが、○○さんの場合はそれは難しいということです。治療法としては抗がん剤治療となりますが、ここでお伝えしておかなければならないこととしては、基本的には『抗がん剤だけで体にある癌をすべて消して治してしまうことが可能ですか？』となると、それは難しいということなんです。それが抗がん剤のひとつの限界でして、治療の主な目標は、癌を治すことよりも、癌と付き合いながら生きていく、端的にいえば、寿命を延ばすことが目標となります。しかも、その延ばせる時間は数年くらいの可能性もあれば、数か月かもしれません。しかし、いずれ必ず効かなくなるときが来てしまう。それがもうひとつの抗がん剤の限界です。それを踏まえて、抗がん剤治療を行うかどうか、○

◯さんに考えてほしいんです。私は医者だから、少しでも寿命を延ばす抗がん剤治療をすることをおすすめしますが、人によっては『治るわけではないなら、副作用を我慢しながら少しだけ時間が延びることに意味はない』と考える方もいらっしゃいます。それはその人個人の生き方の問題なので、医者である私が正しいとか間違っているとか決めることではないところです。ここまで聞いて、◯◯さんとしてはどうお考えですか?」

「……なるほど、では具体的な治療の内容について説明をしていきますね」

「これで今日のお話はおしまいになりますが、何かご質問はございませんか?……では来週から抗がん剤治療を始めていきます。また来週からよろしくお願いします。今日は雨が降っていますので、足元に気をつけてお帰りくださいね」

人によって、お話しする内容も違いますが、概ねこんな感じでいつもお話ししています。

悪い話の伝え方——SPIKESの活用

では、先ほどの僕の患者さんへの説明について、どういったことを考えながら話していたか、もう少し分解して見ていきましょう。

医療の現場においては、いわゆる「Bad News」、例えばがんが治らないことや余命などの重大事項の告知を行わなければならない場面が多々あります。これは医師にとっても大きな心理的負担となります。

がんが治らないことや余命の告知、また、終末期に向けた話し合いといったつらい話をすることは、患者さんや家族に精神的な害を与えるのではないか、と心配される方もいらっしゃるかもしれませんが、この点についてはこれまでの研究で否定的な結果が出ています。例えば、余命の告知に関しては、それを行うことによって医師—患者関係が悪化したり、悲嘆や不安、抑うつが悪化するという事実はないと報告されています。[12] また、終末期に向けた話し

合いについても、その実施によって抑うつや不安、絶望感は悪化しないことも示されています。[3,4]

もちろん、悪い話を伝えられた後は、誰しもが一時的に抑うつ状態となり、日常生活に支障をきたすことはあるものの、その多くは状況に適応し、再び日常生活が送れるようになります。適応できずに、抑うつや適応障害を発症してしまう危険因子としては、「何を話すか」ということよりも、若年であることや、痛み・倦怠感《けんたいかん》などの身体症状、うつ病の既往といった要因や、社会的支援の欠如、短い教育経験などの社会的要因が関与しており、そしてそれよりもさらに、患者個人の性格傾向の与える要因が大きいことが示唆されています。[5,6]

しかし一方で、悪い知らせを伝える際のコミュニケーションスタイルが、患者の心理的ストレスや不安と関連するといった報告もあるため、伝え方やその方法について、ある程度の知識の習得や訓練をしておくことに意味はあります。[7,8] 福祉職の方は、余命や病状を詳しく説明する機会はあまりないと思いますが、「悪い話を伝える」場面はさまざまにあるかもしれず、こういったコミュニケーションの仕方を知っておくことに意味はあると思います。

悪い情報を伝える際の手順についてはさまざまなものがありますが、今日は主に北米を中心として用いられている「ＳＰＩＫＥＳ」を紹介します。[9]

●S：Setting－場の設定

まず、プライバシーに配慮した、安心して落ち着ける場所を準備します。患者さんと適切な距離をもって座り、なるべく患者さんと正対できるポジションをとって、きちんと相手の目を見て話せるようにすることが重要です。病室のベッドサイドで話す際も、立って話すのではなく、いすを持参したりして腰かけてゆっくり話すようにするのが望ましいとされています。[10] この際、患者さんが精神的に動揺していることや、身体症状が不安定であるなどの要因で、落ち着いて面談することが難しい場合には、後日改めて面談の日時を設定することもあります。

●P：Perception－患者さんの病状認識を知る

患者さんが自分の病状などについて、これまでにどのような説明を受けてきて、どのように解釈しているのかを尋ねていきます。患者さんは得てして、これまで受けてきた説明を覚えていなかったり、誤った解釈をしていたりすることがあるため、この解釈のすり合わせをしておくことは重要です。

また、まず患者さん自身に話してもらうことによって、教養や感情、語彙などについても把握することができます。その認識の程度や現実とのギャップ、また自身の病気に対する感情の程度などによって、こちらが出す情報の内容や言葉づかい、理解度に応じた語彙の選択などを微調整することが、良好なコミュニケーションにつながります。

●Ｉ：Invitation－患者さんからの「招待」

ここでの「Invitation」は、患者さんから「悪い話をしてもいいですよ」という「招待」を受けるという意味で用いられています。つまりは、「知らされない権利」にも配慮した手順です。患者さんが、悪い知らせを聞く心の準備ができているか、また、どの程度の情報開示を求めているのか、といったことを把握していくために、この手順が設定されています。

この「招待」を受けることは、悪い話を伝えることに対する、家族と患者さんの意向が異なる場合の問題解決にも有用かなと思っています。日本では、いまだにBad Newsを家族へ先に伝えて、「本人に告知しますか？」ということを家族に判断させるケースが散見され、しかもその場合の大半が「本人には伝えないでください」と回答されるのですけれど、患者さん本人が知りたいと思っている個人情報について、家族に先に開示して、さらに本人へ秘匿するのは、法的にも問題がある行為なんですよね。しかし、家族へ何の配慮もないまま、患者さん本人にいきなり「実は余命3か月なんですよ」と伝えたりすると、「どうして事前に相談してくれなかったんだ」と、家族を怒らせることにもつながりかねません。

そこで、この「招待」の段階を利用して、

「今日は、ご家族にも来ていただいたので、少し今後のお話もさせていただきたいのです。先ほど、○○さんは、『自分の病気は治ることはないと聞いている』とおっしゃっていましたが、では、そういった状況のなかで、『自分は今後どうなっていくんだろう』と考えたことはありますか？……なるほど、今後のことを話していくことは重要ですが、やはりこの病気については、今後の見通しについて、『いい話』もあれば、『悪い話』『怖い話』というのも含まれてきます。人によっては、『そういった怖い話をするのであれば、自分は聞きたくない』『家族に聞いてもらってお任せでいい』という方もいます。ただ、私としましては、○○さんのお体のことですので、できればご自身で聞いていただいて、今後のことについて一緒に考えていきたいと思っているのですが、いかがでしょうか？」

といったように患者さんへ尋ね、本人から「そのようにお願いします」（これが患者さんからの「招待」）という回答が得られたら、次は家族に、

「では、ご本人もこのようにおっしゃっていますので、今後のことについてきちんとお伝えさせていただきます」

と伝えていくということですね。先ほどの例ではもう少しさらっとこのInvitationを行っていましたが、もう少し詳しく行う場合はこれくらいの言葉を使っていく、ということです。

●K：Knowledge – 情報の共有

これまでの「S」「P」「I」の状況を受けて、伝える内容について具体的に決定していきます。情報提示については、すべての情報を一度に伝えるのではなく、患者さんの認識を確認しながら少しずつ提示するように注意し、場合によっては「次回の外来で改めて」「今後の継続した診療のなかで追々お話ししていきます」などとしてもよいかなと思っています。話した内容を紙に書いて患者さんに渡すことも有用です。悪い話を伝えて患者さんが強い精神的ショックを受けた場合、その後の話は半分も聞こえていないということも起こり得るからです。

また、悪い話を伝えた際には、そのネガティブな面ばかりに目を向けさせるのではなく、「これから何ができるのか」というところにフォーカスし、「できることについて最善を尽くします」と伝え、現実的なプランを患者さん・家族と検討していきます。

●E：Empathy & Exploration – 共感と探索

悪い話を伝えたら、その内容に対して患者さんがどのように感じたかを探りながら、その思いに共感を示す手順が必要なこともあります。患者さんが涙にくれているときや、ショックで黙ってしまったときには、「驚かれたでしょうね」「つらいお気持ちでしょうね」などの言葉かけをして、それ以上無理に多くの言葉をかけず、ティッシュを差し出したり、沈黙を保って気持ちが落ち着くのを待ったりすることも重要です。なかなか患者さんからの言葉が出ない場合には、「いま考えていることを教えていただけますか？」と声をかけ、感情を探索することもあります。

●S：Strategy & Summary - 方針の提示

悪い話について、その日話し合ったことをまとめ、「何かご質問はありませんか？」「他にお聞きになっておきたいことはないですか？」などの声をかけて、聞き忘れや理解が不足しているところがないか、もう一度確認します。いま現在聞きたいことがなくても、自宅に戻ってから、「そういえば、これはどうなんだろう」と患者さんや家族が疑問を抱くこともあるので、「またいつでもご説明しますので」と保障をしておくことも有用です。

ちなみに、今回紹介したSPIKESの手順のなかには、「患者さんの肩に手を置いて話す」などの日本式のコミュニケーションの常識からは違和感を感じるものが含まれるため、日本国内でもBad Newsを伝える方法が開発されています。

それでも今回、あえてSPIKESを紹介しているのは、SPIKESのなかでも特に

「Invitation（招待）」が重要と考えているからです。Bad Newsを伝える際には、「何を、どこまで詳しく知りたいのか」ということをよくよくアセスメントしなければ、いくら丁寧に話をしたとしても、「そんな話だったのであれば聞きたくなかった」「そんなに悪い話だとは思っていなかった」という事態を引き起こすことがあります。患者さんの心理的準備状態や「知らされない権利」を確認したうえでコミュニケーションを開始することは、日本では軽んじられていると思うのですね。なので、あえて「I」の項目が独立して設けられているSPIKESを意識して行うのがよいと、僕は考えています。

コミュニケーションの「閉じ方」

このSPIKESの手順に則ってBad Newsを伝えるとして、医師は往々にして「K」の情報の共有や「S」の方針の提示に重点を置きがちなんですけど、実はコミュニケーションにおいて重要なのは、その「始まり」と「終わり」です。特に医師は、患者さんの心を「開く」ことは得意……というより、無意識に開いてしまっているのですが、その「閉じ方」を意識している人は少ないと思います。結果的に、患者さんは心を開かれるだけ開かれて、診察室を出て家に戻っても、どろどろとその悲しみにとらわれたまま苦しむかもしれません。その結果、自分をこの世から消してしまいたい衝動にかられるリスクもゼロではありません。悲しみに浸かった診察室という非日常から、患者さんその人の日常へと返すための「閉じ方」を意識して行う必要があります。

具体的には、「今日はこれからどちらかに寄って帰られるんですか？」「次回の外来は○月○日にしていますからね」「今日は外が寒いですから暖かくして帰ってくださいね」などの言葉を、会話の流れや患者さんの精神的状態に応じて使い分けていきます。少し先の未来の予定や現実の天気の話などを少し挟むことが、診察室という非日常を閉じて、患者さんが「自らの日常」へ帰っていくための鍵となります。

これはまた、病棟や介護施設でも応用は可能で、「また明日会いに来ますね」「今日はお風呂の日ですね」「夕食に何が出るか楽しみですね」「夜はゆっくり休めますように」など、その場での日常に患者さんを戻していくことで、コミュニケーションを閉じることが可能となります。

＊

さて、今日の講義はいかがでしたでしょうか。

がんと癌の違いから、ステージ4の癌と診断されたときの医師からの説明、そしてそのコミュニケーションの内容を分解してお見せしました。初回にしてはちょっと難しかったでしょうか？

でも、がん患者さんや家族を支えていくなかで、コミュニケーションは最も大切な要素のひとつであるにもかかわらず、日本においてはないがしろにされている部分でもあります。どうも日本では、コミュニケーションは個々人の「センス」のように捉えられているようですが、実際には今回お示ししたように、コミュニケーションとは構造で考えられる「技術」であり、ということは、学ぶことも鍛えることも難しいことではないのです。

医師や看護師、福祉職といった支援職に就いた以上、「私はコミュニケーションが苦手なんです」というのは、コックさんが「私は調味料については詳しくないんです」というくらい、業務に支障をきたすことです。もちろん、最初は誰でもできなくて当たり前です。これからのこの講義や、みなさんの現場での実践で少しずつ鍛えていけるよう、心がけていきましょう。

参考文献

1 Enzinger AC, et al. Outcomes of Prognostic Disclosure: Associations With Prognostic Understanding, Distress, and Relationship With Physician Among Patients With Advanced Cancer. J Clin Oncol. 2015; 33: 3809-16.

2 Barnett MM. Does it hurt to know the worst?--psychological morbidity, information preferences and understanding of prognosis in patients with advanced cancer. Psychooncology. 2006; 15: 44-55.

3 Wright AA, et al. Associations between end-of-life discussions, patient mental health, medical care near death, and caregiver bereavement adjustment. JAMA. 2008; 300: 1665-73.

4 Bernacki RE, et al. Communication about serious illness care goals: a review and synthesis of best practices. JAMA Intern Med. 2014; 174: 1994-2003.

5 Shimizu K, et al. Clinical biopsychosocial risk factors for depression in lung cancer patients: a comprehensive analysis using data from the Lung Cancer Database Project. Ann Oncol. 2012; 23: 1973-9.

6 Uchitomi Y, et al. Depression and psychological distress in patients during the year after curative resection of non-small-cell lung cancer. J Clin Oncol. 2003; 21: 69-77.

7 Roberts CS, et al. Influence of physician communication on newly diagnosed breast patients' psychologic adjustment and decision-making. Cancer. 1994; 74(1 Suppl): 336-41.

8 Takayama T, et al. Relationship between outpatients' perceptions of physicians' communication styles and patients' anxiety levels in a Japanese oncology setting. Soc Sci Med. 2001; 53: 1335-50.

9 Baile WF, et al. SPIKES-A six-step protocol for delivering bad news: application to the patient with cancer. Oncologist. 2000; 5: 302-11.

10 Bruera E, et al. A randomized, controlled trial of physician postures when breaking bad news to cancer patients. Palliat Med. 2007; 21: 501-5.

講義02

がんによる「痛み」とはどのようなものか

みなさん、こんにちは。

今日は、「痛み」についてお話ししていきます。緩和ケアについて考えるとき、「痛み」は最も重要な対象になります。

ただ、ここで定義される「痛み」とはどのようなものなのか、少し歴史をひもときながら見ていきましょう。

「痛み」は放置されて当然、という時代があった

例えばイギリスの歴史でいえば、１９６０年代まで、「がんなどに伴う苦痛を緩和する」という考え方は一般的ではありませんでした。その結果として、患者さんたちは、「苦しみ

ながらその死を待つ」というのが当たり前の時代だったのです。

その状況に対し、タウンゼントという人たちが、終末期患者さんが置かれている悲惨な状況を報告書にまとめ、そのケアの質の低さを告発しました。イギリス国民はその現状に怒り、終末期患者さんの基本的人権を守るための運動が始まりました。

ただ、ここで運動は大きく二つに分かれます（図表02-1）。

一つは、「死に至るときに大きな苦痛に苛《さいな》まれるのであれば、その苦しみが深くなる前に生命を終わらせてあげられるようにしたらよい」という考え方。いわゆる「安楽死」を進める考え方です。

その一方で、「苦しみがあるのであれば、その効果的な緩和の方法を研究・開発して、患者さんがその人生を全うできるようにするべきだ」という考え方が緩和ケア、イギリスでは「ホスピス運動」として展開されていきます。

この両者は、「自発的安楽死協会とホスピスは、根本的には尊厳ある死を実現することに関して共通の関心がある。自発的安楽死協会の解決法は、自らの死に関する個人のコントロールを拡大しようとするのに対して、ホスピスの解決法は、安楽死の要求を未然に防ぐようなコミュニティの対応を成長させることにある」といった言葉で表現されていました。現代だと、安楽死と緩和ケアは180度真逆の考え方として捉えられがちですが、その出発点は同

図表02-1　緩和ケアと安楽死

緩和ケアと安楽死（イギリス）

1960年代初頭　タウンゼントらの報告書
「終末期患者のケアの質の低さへの告発」
→1960年代　ホスピス運動
→1970年代　安楽死運動

「自発的安楽死協会とホスピスは、根本的には尊厳ある死を実現することに関して共通の関心がある。自発的安楽死協会の解決法は、自らの死に関する個人のコントロールを拡大しようとするのに対して、ホスピスの解決法は、安楽死の要求を未然に防ぐようなコミュニティの対応を成長させることにある。(James and Field 1992:1365)」

田代志門. 死にゆく過程を生きる. 世界思想社. 2016.

じところにあるんですよね。みなさんも、実際に終末期の患者さんたちにかかわっているなかで、「苦痛を緩和するためなら死なせてしまってもよいのでは」という考えが頭をよぎることは少なくないかと思います。

そのときに、そういった考え方の思想的出発点は近しいところにあるんだ、という歴史的経緯を認識しておいたほうが、考え方が整理されて、極端な行動に移る歯止めになるんじゃないかと僕は考えています。

相模原の障害者施設で多くの障害者を殺害した事件や、京都で筋萎縮性側索硬化症の患者さんを死に至らしめた嘱託殺人事件など、本人に苦痛がある（ように見える）と支援者が捉えたときに、その苦痛を緩和するために手を尽くしても完全に苦痛が取り除けないとき、その苦痛をゼロにするのは「死」をもってしかないと考えたとしても、それは「考えが転換した（180度別の考え方に変わった）」のではなく、「（無意識のうちに）一度思想的原点に戻って別のルートを進んだ」と考えられます。そう考えると、思想的には「安楽死もよし」とするルートを進む前に、「苦痛を取り除くとはどういうことか」、それはすなわち「がんによる痛みとはそもそも何なのか」と考えていくきっかけになるということです。

緩和ケアという魔法

ところで、先ほどのイギリスの歴史は、1960年～1970年頃の話です。その後、イギリスは安楽死制度を整えていくのではなく、近代的ホスピスの環境やシステムを整え、苦痛を緩和する技術を飛躍的に向上させていきました。一方で、イギリス以外の国では、安楽死についての国民的な議論が重ねられ、オランダやベルギーなどでは合法的に安楽死を実施する制度が確立されています。ただし、これも誤解があるかもしれませんが、オランダでも実際に安楽死制度を利用して亡くなるというのは、全死亡のうち4~5%程度にしか過ぎないとも報告されています。つまり、それ以外のほとんどの方は、やはり適切な緩和ケアで苦痛を取り除きながら、最期を迎えているということです。オランダではほとんどの死がイコール安楽死であると誤解しないようにしてください。

では、日本はどうかといいますと、実は最近まで十分な緩和ケアが行き届いているとはいい難い状況でした。

僕が医者になった2005年当時でも、がんで苦しい思いをしながら亡くなっていく患者さんのほうが普通という状況でしたし、先輩の医師たちは「モルヒネなんて使ったことがない」という人がほとんどでした。また、「モルヒネは最期の最期に安楽死みたいにするときに使う薬」といった誤解もまた珍しいことではありませんでした。当時、研修医だった僕は、「がんになるというのは苦しいものなんだな」「がんで最期を迎えるのは自分なら避けたいな」などと考えていましたし、ベッド上でのたうち回る患者さんたちに何もしてあげられないことを本当につらく感じていました。「早く殺してくれ」と何度言われたかわかりません。しかし、そんな患者さんたちでも、ホスピスに送られてしばらくしてから様子を見に行くと、ニコニコしながら病棟を歩いたりしていたんです。つい先週にはベッド上でのたうち回っていた方が、ですよ。僕がびっくりして声をかけると、患者さんが、
「ああ先生、お久しぶりです。こちらに移ってきて本当に体が楽になって。いまはご飯も食べられますし、バードウォッチングも楽しむことができて最高ですね。来週には家に帰りましょうって話になっているんです」
っておっしゃるんですよ。僕はそのとき初めて、緩和ケアがもっている「魔法のような力」を目の当たりにして、これまで自分が診てきた、苦痛のなかで死んでいった患者さんたちに本当に申し訳ないと悔いたと同時に、この技術を一日でも早く身につけなければならないと決心したのです。

逆にいえば、これくらい最近になっても苦痛が緩和されないのが普通であったと聞くと、ぞっとするのではないでしょうか。

では、2020年代になってからはどうか、という話になってきますと、これはさすがに全国的に教育も進み、2010年代とは比べものにならないほど状況が改善していることは事実です。しかしそれでも、まだまだ十分とはいえない面があることも事実です。

例えば、医者と患者さんとのよくあるやりとりで、

患「先生、肩が痛いんです」
医「んー、でも肩には癌の転移はないからねえ」
患「病気がないって言われても、痛いものは痛いんです。それで夜も眠れないくらい痛いんですよ」
医「だってほら、このCTを見てくださいよ。あなたの癌があるのはお腹のなかであって、肩はきれいなんです。肩こりとか五十肩とか、そういった類じゃないですか？」
患「整形外科にも行ってみましたけど、何でもないって……。そこで痛み止め出してもらいましたけど、あんまり効かないんです。もっと強い痛み止めが欲しいんです」
医「整形外科でも異常がないなら、気のせいじゃないですか？　病気もないのに、そんな痛み止めは出せませんよ！」
となったりします。
これは、「医学的に痛みのある原因が確定できないから、治療することはできない」という典型的な例ですね。西洋医学は科学的思考にもとづき、「原因があるから結果がある」として病気を捉えてきました。これはもちろん、正しい態度ではあります。医学においては、明らかに体調が悪くなることに「原因」がある。その「原因」を確かめて定めるのが「診断」であり、診断さえきちんと決まれば治療もおのずと導き出されていきます。しかし一方で、西洋医学では説明がつかない「心身の異常」というのも、長年臨床に携わっていれば山のように経験します。それは総じて「気のせい」「年のせい」などと言われて片づけられてしまうのですが、そういった心身の異常にどれくらい向き合えるか——解決できるかではないですよ、向き合えるか——っていうところで、プロとしての力量が問われると僕は思っています。

すみません、ちょっと話がそれましたが、先ほどの医者と患者さんのやりとりに戻りましょう。この事例では、確かにいくら検査しても肩に病変は見つかりません。この方の癌の病変はお腹のなかにあるから、お腹が痛いならわかるけど、肩が痛くなるはずない……と普通なら考えるでしょうか。しかし、これは典型的な「放散痛」の事例で、お腹のなかに癌があったとしても、それが横隔膜に及んでいた場合には、横隔神経という胸を縦に走る神経を通じて肩が痛くなる、といったことはよくあることです。よって、この患者さんの肩の痛みは「気のせい」でもなんでもなく、ちゃんと原因があったということになりますね。ただ、全身あらゆるところに発生する「痛み」は、このようにわかりやすい説明が可能なものばかりではないのです。ここでは詳細は省きますが、手術の後で病気はもう治っているにもかかわらず痛みがずっと続くとか、画像検査などでは何の異常もないのにベッドでのたうち回るほどの痛みに苛まれる、といった事態はよくあります。

図表02-2　痛みの定義

2020年 痛みの定義の変更

国際疼痛学会は1979年以来41年ぶりに「痛みの定義」を変更した。

（改定前）実際に何らかの組織損傷が起こったとき、あるいは組織損傷が起こりそうなとき、あるいはそのような損傷の際に表現される感覚かつ情動の不快な体験

↓

（改定後）痛みは実際の組織損傷もしくは組織損傷が起こりうる状態に付随する、あるいはそれに似た感覚かつ情動の不快な体験

→疼痛に組織損傷が伴わない場合もあることが明記され、より複雑な疼痛への対応が期待されるようになった。

2020年には、国際疼痛《とうつう》学会でも41年ぶりに「痛みの定義」の変更が行われました（図表02-2）。改定前は、組織損傷があることが疼痛の前提とされていたのに対し、改定後では「組織損傷やそれに似たような感覚かつ情動の不快な体験」として、疼痛に組織損傷が伴わない場合があることが明記されました。これによって、より複雑な疼痛に対する対応が、僕らに求められるようになってきたということです。

いわゆる麻薬系鎮痛薬の使い方についても、近年大きな変更がありました（図表02-3）。がんの疼痛緩和の分野では、昔から「がん疼痛治療5原則」というのが広く用いられてきました。これは、がんの疼痛緩和をするために用いる鎮痛薬の使い方を

図表02-3　がん疼痛治療の原則

がん疼痛治療5原則→4原則へ

1　経口的に（ by mouth ）
2　時間を決めて規則正しく（ by the clock ）
3　除痛ラダーにそって効力の順に（ by the ladder ）←削除
4　患者ごとの個別な量で（ for the individual ）
5　そのうえで細かい配慮を（ with attention to detail ）

→「3段階除痛ラダーに従って順に薬物を使用することを基本とすべき」から、「患者ごとの個別性を重視した疼痛治療」がより重要視されるようになった。

示した原則です。内容を簡単に説明すると、

①　経口的に：鎮痛薬は、注射や座薬を最初に用いるのではなく、口から飲めるのであれば、まず内服薬を優先する。

②　時間を決めて規則正しく：鎮痛薬をバラバラの時間に飲んだり、頓服薬ばかりを利用するのではなく、朝夕とか12時間ごととか、時間を決めて飲むことで、鎮痛薬の血中濃度を一定に保てるようにする。

③　除痛ラダーにそって効力の順に：鎮痛薬にはNSAIDsと呼ばれる、ロキソプロフェンなど市販薬でもよく見るグループ、弱オピオイドと呼ばれるグループ、そして強オピオイドと呼ば

れるグループ（モルヒネなど）があるが、疼痛に対してまずＮＳＡＩＤｓから痛みに応じて徐々に強くしていく。

④　患者ごとの個別な量で：モルヒネなどの必要量は患者によって変わるため、細かく調整していく。

⑤　そのうえで細かい配慮を：臓器機能や年齢、また認知機能や家族のサポート、さらには経済状態まで考えると、適切な鎮痛薬の選択肢が変わる。

といった5原則でした。

しかし、このうちの③の原則「除痛ラダーにそって効力の順に」がなくなり、「がん疼痛治療5原則」は「4原則」に変更となりました。これは、疼痛の程度によってはＮＳＡＩＤｓから開始していたのでは全然症状緩和ができず、苦痛が長引く例がしばしば経験されるためです。なので、症例によっては最初から強オピオイドであるモルヒネを投与し、速やかに疼痛を取るべきである、といった考え方がスタンダードになり、結果として、この③の原則は削除されることになったのでした。

では、このような原則に則って身体的な苦痛を緩和する方法を身につけていけば、患者さんの苦痛の多くを取り除くことができるのでしょうか。

「一つの痛み」の発見

患者さんの苦しみに対峙《たいじ》するなかで、「次から次へと患者さんの苦痛の言葉を聞かされる」「モルヒネで痛みは楽になっているはずなのに、全然楽になっているように見えない」といった経験がある方は多くいらっしゃると思います。モルヒネなどを適切に使用して、身体的な苦痛は緩和されたとしても、「これからどうなっていくのか、不安で不安で夜も眠れない」という苦痛を表出される方もいらっしゃいますし、「このままだと使えるお金もなくなってしまって、生活できなくなってしまう」などのお金や仕事などに関する苦痛や、「こんな病気になってしまった自分は他人に迷惑をかけているだけで、生きている価値がない」といった苦痛を訴えられる方もいます。

僕たちは、そういったさまざまな苦痛を「身体的苦痛」「精神的苦痛」「社会的苦痛」「ス

図表02-4　全人的苦痛

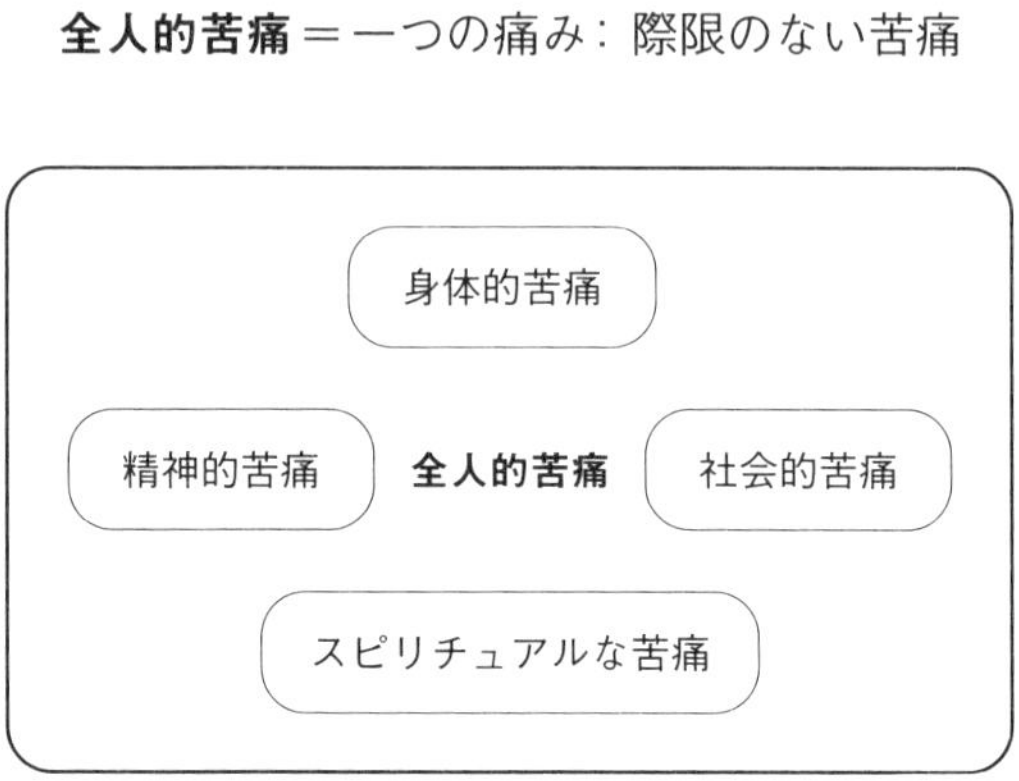

ピリチュアルな苦痛」と分類し、患者さんの苦痛全体を把握できるように努めるわけですが、図表02-4のように「患者さんには4種類の苦痛がある」と捉えてしまうと、先ほど言ったように「次から次へと患者さんの苦痛の言葉を聞かされる」ように感じられてしまいます。

この4種類に分類した苦痛を、全体として「全人的苦痛」という言葉で表現しますが、この全人的苦痛は患者さんのなかで「一つの痛み」として感じられている、ということを発見したのが、1960年代の近代的緩和ケアの大きな功績のひとつです。つまり、患者さんは、「いま私は体の痛みを感じています。それがよくなったら次は不安を何とかしてください。お金の問題はその後でいいです」などと考えているわけではありません。

患者さんの語りは、例えば、

「昨日までは背中が痛かったの。でも今日はお腹のほうも痛くなってきている。がんがもっと広がっているんじゃないかって思うと不安で夜も眠れなかったわ。それに、こんな状態だと仕事にも集中できないから、このままだとクビになるんじゃないかって不安もあるの。もうどうすればいいかわからなくって、こんなに苦しいなら早く死んでしまったほうがいいんじゃないかって思うくらいよ」

というほうがリアリティがあるでしょう。

もちろん、僕たちはこの語りのなかから「いまの話は身体的苦痛のこと、こっちは精神的苦痛で……」と分類することは可能です。しかし、患者さんが感じている世界はそのように分類されたものではなく、語りのすべてが「一つの痛み」の表現なのです。だから、仮に痛みを4種類に分類したとしても、最終的にそのアセスメントの内容を、もう一度患者さんの語りのなかで統合するって作業をしなければ、患者さんの苦痛をきちんと理解したことにはなりません。なまじ、「四つの苦痛」が独立して存在しているかのようなこういった図が、緩和ケアの研修などでも蔓延《まんえん》している影響で、「全人的苦痛＝一つの痛み」であるという前提が忘れ去られてしまっているのは困ったことです。

では実際に、この「一つの痛み」に対して、僕たちはどう対峙していけばよいのでしょうか。先ほどまでお話ししていたことと矛盾するかもしれませんが、まずは「身体的苦痛」をきちんとコントロールするように努めること。それはとにかく、体の痛みや苦しみがあると、それ以外のことは何も考えられなくなってしまう、ということが多々あるからです。

僕が以前に聞いた話で、ベッド上でお腹の痛みを訴えつづける患者さんに対し、「この方のお腹の痛みはスピリチュアルな苦痛の表現のひとつなのである」とか言って、鎮痛薬を出すのではなく、臨床心理士によるカウンセリングをオーダーした医師がいたらしいのですが、どうアセスメントしたらそういう考え方になるのか、信じられませんよね。ただ、身体的苦痛を取るのにも、麻薬系鎮痛薬を含めたさまざまな痛み止めを使っていくことももちろんですが、放射線治療や手術、神経ブロックなどを検討することもありますし、リハビリテーションやマッサージなどの方法で痛みを和らげることもあります。

また、精神的不安やせん妄などが身体的苦痛を強化することもよくあります。夜間に患者さんからの痛みの訴えが増えるのは、昼間のような刺激が減ることも原因のひとつではありますが、不安や不眠、せん妄などが原因であることもあるということです。なので、こういった場合に鎮痛薬で対応することはもちろんですが、それ以外に抗不安薬や睡眠薬、せん妄を抑える薬などを使用していくことが必要となる場合もあるということです。

あと、最近では「除痛」という言葉を臨床ではあまり使わなくなりました。その代わりに「鎮痛」という言葉をよく使います。

これは、「痛みをゼロにする」ことが現実問題として難しい事例がそれなりにあり、そこを治療の目標としてしまうと、医療者も患者さんも「痛みがゼロにならない」ことそれ自体に苦しめられてしまうからです。なので、「鎮痛」、つまり「痛みをそこそこにコントロールする」という考え方が最近では主流になっているということです。

鎮痛の目標設定も、いきなり高いものを設定するのではなく、「まずは夜にしっかり眠れることを目指しましょう」とし、次に「日中に安静にしていれば気にならないくらいの痛みを目指しましょう」、そして「歩いたり家事をしたりできるくらいの痛みを目指しましょう」と、段階的に上げていけば、患者さんにとっても医療者にとっても無理のないものとなります。

数値目標で言うなら、「痛みの程度を10段階で表現するとして、いま感じている痛みが7とか8なのであれば、まずはそれを4とか5、そして最終的には1とか2のレベルにしていきましょう。」でも、痛みゼロを目指してしまうと、薬が多すぎることになって日中もずっと眠ってしまったり、歩けなくなったり、食事も摂れなくなるなどの弊害が出たりするので、◯◯さんが生活をするうえでそれほど支障がない、くらいを目指しましょうね」

などとお話しします。

仮に数値目標で話をする場合でも、その数値をよくするってことが目的ではなく、「あなたの生活を守る」「あなたの生き方を守る」ってところが根本なんですよ、ってことを見失わないことが大切です。

＊

では、身体的苦痛や精神的苦痛はこれまでお話ししてきたような方法で対応していくとして、社会的苦痛やスピリチュアルな苦痛についてはどう考えていけばよいかについては、次回の講義でまたお話ししたいと思います。

では、今日もおつかれさまでした。また次回お会いしましょう。

講義03

なぜ「社会的な役割をもちつづけてもらう支援」が重要なのか

みなさん、こんにちは。

今日は、このシリーズのなかでも特に重要な概念である「3種類の死」についてお話ししていきますね。

今回の話を聞けば、緩和ケアが診察室や病棟、また、介護施設や在宅だけではなく、地域全体に広がっていくことの重要性が理解できるかと思います。

3種類の死

一般的に「死」という概念を扱うとき、多くの人は「肉体的な死」を真っ先に思い浮かべるでしょう。呼吸が止まり、心臓が止まり、脳の機能が停止し、全身の細胞が不可逆的に機能を停止することが、「肉体的な死」です。
しかし、患者さんたちが辿《たど》る経過をよくよく観察していると、実際には「肉体的な死」の前に「精神的な死」、そしてその前には「社会的な死」があることがわかります。それがどういうことか、具体的な経過で見てみましょう。

老いを迎えたときや、病を得てそれが進行したときに、人はそれまで100%のパフォーマンスを発揮して全うしてきたことが、70%とか80%くらいしかこなせなくなってきます。そのときに患者さんは、周囲の社会から、「あの人も老いたから」「病気になったから仕方ないね」とレッテルを貼られていき、結果として患者さんがそれまで人生で培ってきた「○○社員としての自分」「○○が趣味の自分」は次第に「老いた自分」「病人の自分」のラベルに侵食されていきます。しまいには、「父親としての自分」「妻としての自分」など、家族のなかでの役割すら失われ、患者さんがもっていたさまざまな社会的役割は、「病人としての顔」としての一色に塗りつぶされてしまい、それは「社会的な死」につながっていきます。そして、24時間「病人としての顔」で他人から守られる、または依存せざるを得ない役割のみとされた患者さんは、次第に「自分はもうこの世に生きている意味がないのではないか」「周囲の迷惑になるだけの存在なのではないか」と考えるようになり、その状態が長く続くこと

図表 03-1　3 種類の死

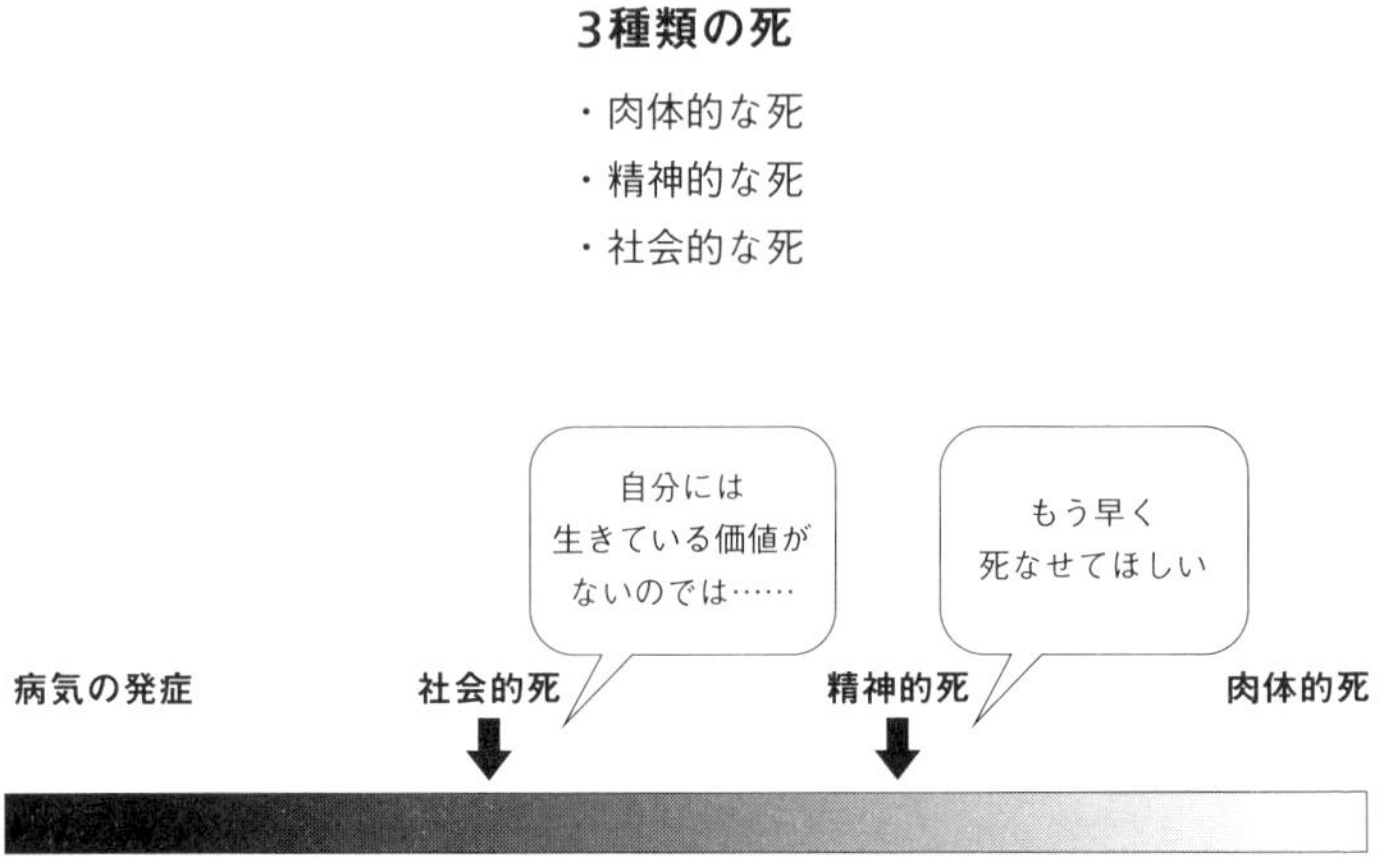

でいずれ心が折れ、「もう死なせてほしい」と周囲に漏らす「精神的な死」を迎えます。その後に肉体的な死が訪れるまで、人によっては生き地獄としかいえない時間が続くことになるのです（図表03-1）。

この「3種類の死」をなくすことは、残念ながらできません。肉体的な死が近づくにつれて社会的な役割が失われ、心が折れてしまうことを完璧に避ける方法はないということです。もちろん、その最期の時まで社会的な役割を失わず、精神的にも満足を保ちながら肉体的な死を迎える方もいることは事実です。しかしそれは、その方の周囲の環境や病状の経過、本人の死生観に加え、運の要素によっても左右されることですので、すべての患者さんがそういった

図表03-2　社会的な死を肉体的な死とできる限り近づける

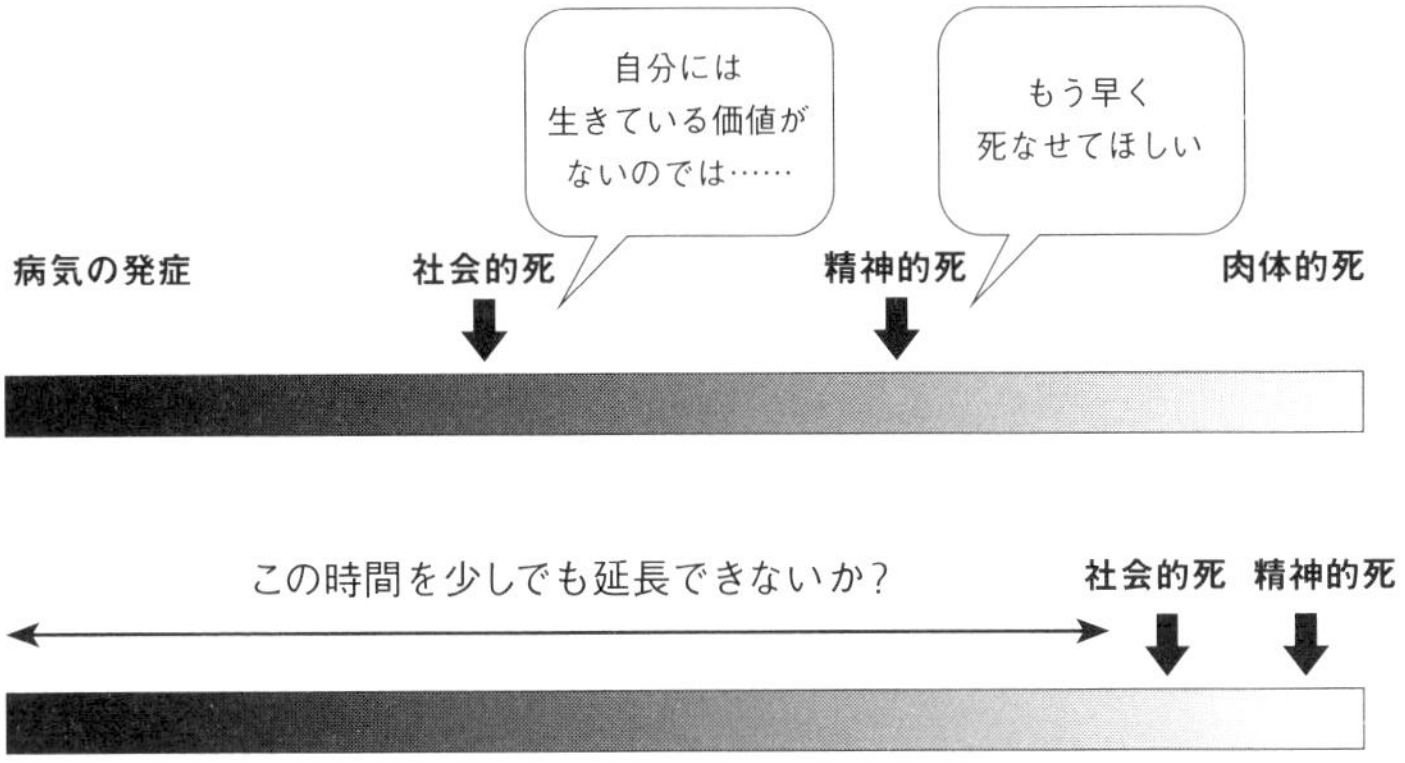

図表03-3　社会的な死を先送りにするためには、終末期からではなく
病気の早期からかかわる必要がある

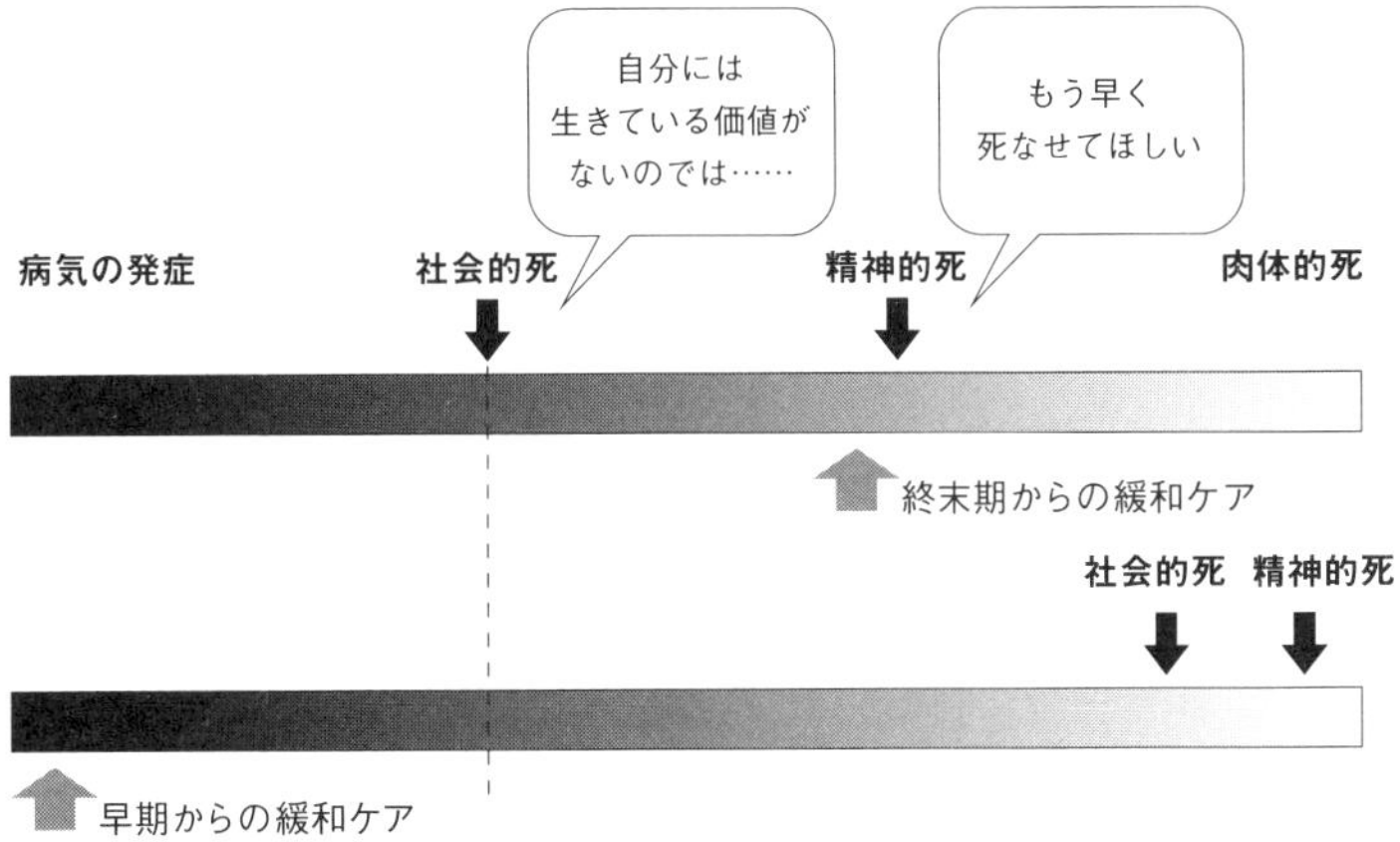

理想的な最期を迎えられるわけではないのです。

それであれば、僕たちがとるべき手段は、その社会的な死を肉体的な死とできる限り近づけて、苦痛を感じてしまう時間を短くすることが最善です。

それを実行するためには、社会的な死が始まる前の時期に、僕らが、もしくは社会システムが、患者さんの人生にかかわり、その社会的な死をできる限り後ろにもっていくことが必要になります（図表03-2）。そして、そのためにはなるべく病気の早期、つまり「社会的な死」が訪れる前から、患者さんとかかわっていかなければならないこともわかるでしょう（図表03-3）。

ではここで、患者さんに早期からかかわっていく、さらに、地域全体を通して緩和ケアを行っていくという、最新の考え方についてお話ししていきます。

早期からの緩和ケア

もともと「緩和ケア」といえば、その人生の最期の時間をホスピスなどで過ごし、モルヒネなどを用いて苦痛を取り除きながら安らかに死を迎える……といったイメージが広まっていました。もちろん現在も、それは緩和ケアがもつ機能のひとつではあります。しかし最近では、「早期からの緩和ケア」として、がんなどの疾患に罹患《りかん》した当初から専門的緩和ケアのアプローチを検討することは、当然のことと捉えられています。

2002年に発表された世界保健機関（WHO）による緩和ケアの定義を示した文章では、「生命を脅かす疾患による問題に直面している患者とその家族に対して、痛みやその他の身体的問題、心理社会的問題、スピリチュアルな問題を早期に発見し、的確なアセスメントと対処を行うことによって、苦しみを予防し、和らげることで、生活の質（Quality of Life：QOL）を改善するアプローチ」というように、「早期」から苦痛を「予防」することがうたわれています。

早期からの緩和ケアの有用性を世界に強く印象づけたのは、2010年にアメリカの緩和ケア医であるTemelらが発表したランダム化比較試験です。[1]

この試験では、転移のある非小細胞性肺がんと新規に診断された患者151名が、標準治療群（患者本人や家族、腫瘍内科医の要望があったときに緩和ケアチームがかかわる）と、早期緩和ケア群（診断後早期から緩和ケアチームがかかわり、その後も定期的にケアを受ける）にランダムに振り分けられ、その後のQOLや不安・抑うつ、生存期間が比較検証されました。その結果、早期緩和ケア群では、QOLや抑うつの改善だけではなく、生存期間も延長を示したことで、世界中の注目を集めたのです。

その後、多くの追試が行われ、生存期間に関する結果はさまざまだったのですが、それらの追試の結果も合わせて解析した研究では、生存期間についても早期から緩和ケアを受けたほうが延長するのではないか、という結果になっています。少なくとも、QOLの改善や症状の緩和については有利に働くだろうということで、全世界的に早期から緩和ケアが入っていくほうが有利であるとの結論になっています。[2]

「緩和ケア」なんて言葉は聞きたくない

しかし、日本だけではなく世界的に、「緩和ケア」という言葉は忌避される傾向にあります。これは、患者さんや家族だけではなく、福祉職や医療者も、ですが、「緩和ケア＝死」というイメージがいまだにあるのですよね。日本においても、20年くらい前は「緩和ケアの病棟に行きましょう」っていうのはつまり、「死が近いです」と同義だったのは確かです。なので、そのイメージがいまだに残ってしまっているのですよね。

ただ、先ほどからお話ししているとおり、いまの時代は緩和ケアが病気の早期からかかわっていくのが当然となってきています。それでも、患者さんや家族、福祉職や医療者がもっているネガティブなイメージが払拭できないとしたら……どうしたらよいでしょう。

もちろん、「緩和ケアは早期から入っていくのがいまのトレンドなんですよー」と、世間に対して広く啓発活動を行っていくことも重要です。そういった活動によって、もしかしたら20年後くらいには、「早期からの緩和ケア」が当たり前の社会になっているかもしれませんね。でも、それが当たり前になるのを待っていては、いま苦しんでいる人たちは救われませんよね。先ほどお話しした、「社会的な死」から始まる3種類の死によって長く苦しむコースに乗ってしまうということです。

そこで僕たちが考えたのは、「緩和ケアという言葉を使わずに、まちなかで緩和ケアをする仕組み」だったのです。多くの人たちは、「緩和ケア」という響きに死のイメージを重ねて忌避するわけですよね？　しかも、「病院」という場もまた、患者さんや家族にとっては非日常であって、そこに行くこと自体のハードルが高いし、またそのような場では、治療や検査の話はできたとしても、患者さん本人の生きがいやこれまでの人生の話、また言葉にできないようなモヤモヤした苦しみ……といった話はなかなかできないものです。ある研究者は、「人間の苦しみのうち、診察室のなかで解決できるものは5％に過ぎない。あとの95％はすべて生活のなかにある」と言い切っています。

だとしたら、まちのなか、つまりは患者さんたちの生活の場に僕ら医療者が出ていって、「緩和ケア」の看板を掲げなくても実質的に緩和ケアを実践できる場をつくればよいのではないかと考えたのです。それが、僕らが2017年から開催している「暮らしの保健室」の取り組みです（写真）。

写真　暮らしの保健室

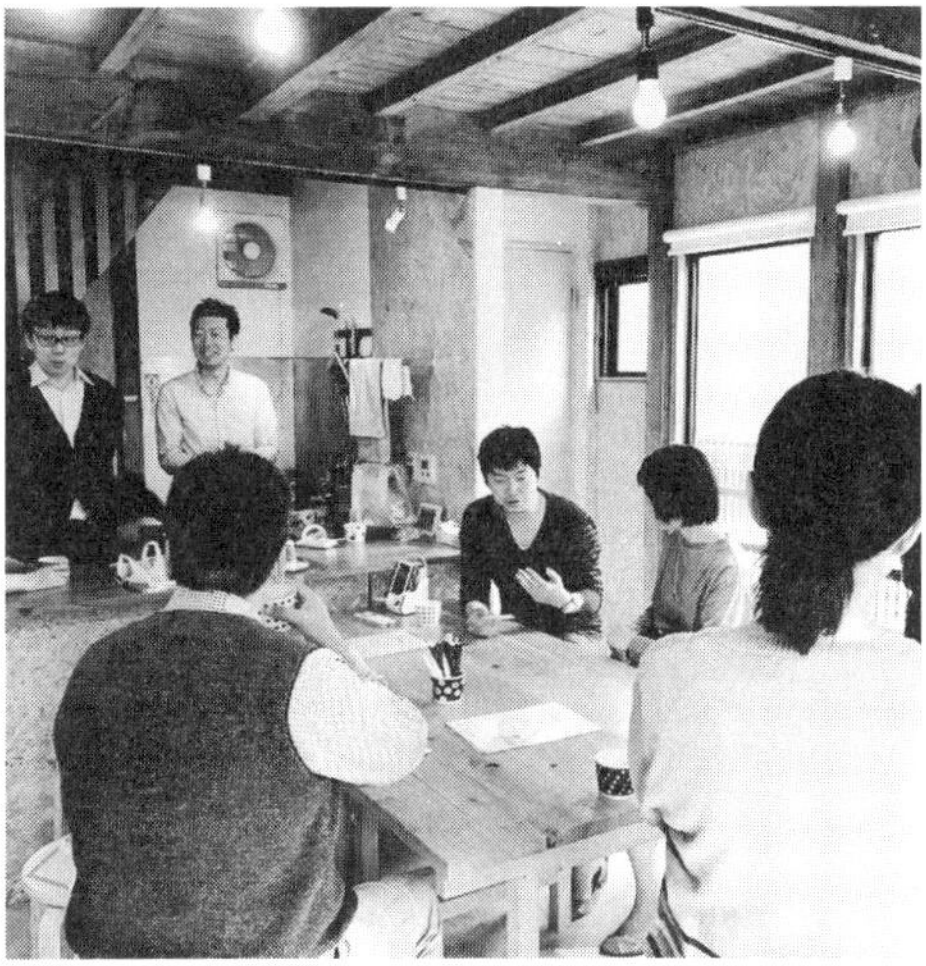

暮らしの保健室とは、学校のなかにある保健室のように、まちなかでふらっと誰しもが立ち寄ることができ、おしゃべりしたりコーヒーを飲んだりしながら、医療者と語れるカフェのような場所。看護師の秋山正子さんが新宿で最初に立ち上げ、いまではその理念に共感した多くの方が、全国各地に暮らしの保健室を開設しています。

暮らしの保健室のいいところは、「相談はしてもしなくてもいい」というところ。これが「相談所」と銘打っていたら、来る人にしてみれば「何か相談ごとを整理していかなければならない」と感じるかもしれません。そうすると、「いまはまだ行かなくてもいいや」と、その心のなかにあるモヤモヤを押し込めてしまうかもしれません。だからできる限りハードルを下げ、いつでも立ち寄って座っていっていいんですよ、とする保健室が果たす役割は大きいのです。

実際、暮らしの保健室に来た方で、最初は「自分だけがどうしてこんなに苦しい思いをしなければならないのか」と言っていたがん患者さんが、同じような病気を経験したボランティアさんや、たまたまそのとき隣でお茶を飲んでいた利用者さんと話しているうちに、「つらい思いをしていたのは自分だけではないんだ」と気づいて励まされ、ひきこもりが解消した例もあります。その方はその後、暮らしの保健室が紹介したボランティア活動やアートイベントなどに参加するようになり、すっかり元気になった、という例もあったんです。

暮らしの保健室を通じてつくる「病気になっても安心して暮らせるまち」

図表03-4に示すように、暮らしの保健室がもつ機能としては、「相談窓口」であることよりも、「安心な居場所」であることが優先されています。[3]

図表03-4　暮らしの保健室がもつ6つの機能

① 健康に関する「相談窓口」
② 在宅医療や病気予防について「市民との学びの場」
③ 受け入れられる「安心な居場所」
④ 世代を超えてつながる「交流の場」
⑤ 医療や介護・福祉の「連携の場」
⑥ 地域ボランティアの「育成の場」

①～③の機能をもち、地域特性や開設者の特性によって④～⑥の機能にも発展していく。そのなかでも③の機能をもつことが大切。

出典: 秋山正子(総編集).「暮らしの保健室」のはじめかた. コミュニティケア2019年6月臨時増刊号. を一部改編

一人、暮らしの保健室にいらっしゃった方をご紹介します。

「夫が、がんと診断されまして」と告げて相談に来られた利用者さんは、最初のほうこそ治療法やケアの方法について我々に相談をしていたのですが、毎週のように通ってこられるうちに、次第に病気の話題ではなく、好きなアニメの話や子育ての話題などを交えながら、談笑されるようになっていきました。時には他の利用者さんの悩みに耳を傾け、そして時には自分の意見を述べたりするなかで、最初に来た頃の気弱な感じは失せていったのです。

そして、「夫が亡くなりました」と報告に来たその方は、

「この場所があったことで、つらいのは自

分だけではないんだ、いざとなったら支えになってくれる人もいるんだって思えるようになりました。一人で夫を支えていた頃は、自分だけが孤独だって感じて苦しんでいたと思います。本当にありがとうございました」

と告げて、晴れやかな表情で帰っていったのです。

また、もう一人別の方をご紹介します。

この方は、これまで何度も癌の再発を繰り返している方で、その都度抗がん剤治療や手術、放射線治療を組み合わせながら、寛解、そして再発……となっていたのです。その経過のなかでその方は、

「主治医からは、必ずまたどこかのタイミングで癌は再発してくるとは言われています。次の検査でまた、『新しいところに癌が見つかりました』とか言われそうで怖い」

と、いつも落ち込んでいました。しかし、暮らしの保健室でお話を続けていたある日、

「私、もう癌になるのが怖くなくなりました」

って言ったんですね。晴れやかな表情で。これには僕も驚いて、

「どうして急に心境が変わったんですか？」

と尋ねたんです。そしたら彼女は笑顔を浮かべて、

「仮にまた癌が再発してきたとしても、自分は相談に乗ってくれて支えてくれる場所と仲間をもっているってことに気づいたんです。そしたらもう、仮に癌になったとしてもいいかなって思えて、怖くなくなったんです」

と答えられたんですね。その答えに、僕のほうが感動してしまって。

そして、その患者さんの姿を見ていて、「人は、生活の近しいところに暮らしの保健室のような場があって、いつでも目をかけてくれる仲間がいさえすれば、こんなにも強く生きていけるものなのだな」と学ばせてもらったんですね。なので、僕は暮らしの保健室などを通じて、仮に癌や認知症などの大きな病気になったとしても、いつでもつながることができる仲間がいる環境＝「病気になっても安心して暮らせるまち」を、つくっていければと思って活動しているということです。

Compassionate Community ムーブメント

世界的には、「病院のなかで行われる緩和ケア」とか「訪問診療で提供される緩和ケア」、また「介護施設における緩和ケア」という枠を超えて、「地域全体を通して緩和ケアを行う」といった考え方が台頭してきています。

そもそもは、1970年から1980年にかけて、「健康は医師や専門職の手のなかにあるのではなく、すべての人の責任である」というNew Public Healthの考え方が生まれました。そして1980年代には、世界保健機関（WHO）が「Healthy Cities」「Healthy Communities」という概念を打ち出し、地域全体で健康を守る考え方が広まっていきます。そして、1990年〜2000年代には、こういったヘルスプロモーションの考え方が緩和ケアの領域にまで広がり、「生老病死にかかわる問題を地域住民の手に取り戻そう」という考え方につながるようになって、いま世界的にこのCompassionate Community（思いやりに満ちたコミュニティ）ムーブメントが広がってきています。

このCompassionate Communityの考え方には、「生きて老い、病を得て死に至る過程のなかで、人はさまざまな喪失を経験する」「喪失とは、誰しもが生きているなかで経験する普遍的なもの、つまり当たり前のことである」という前提があります。そのうえで、「病気や障害、喪失が存在したとしても前向きに生きる」ことが健康であり、それを地域における生活のなかで人と人とが支え合いながら対処していく、とされています。

ちなみに、ここでの「健康」の捉え方は、おそらく一般的に考えられている健康の概念とは少し異なるかもしれません。世界保健機関（WHO）による「健康」の定義は、「身体的、精神的及び社会的に完全に良好な状態であり単に疾病又は病弱の存在しないことではない」とされています。ここに「社会的にも良好な状態」が加わっているのは特筆すべきことではありますが、この定義に対してオランダのHuberらは、「健康とは社会的、身体的、感情的問題に直面したときに、適応し自ら管理する能力があること」として提言しています。[4]つまり、逆境や不利な状況に陥ったときに、それを跳ね返す力があるという強さではなく、そのときの状況に応じて臨機応変に対応できる柔軟性、というイメージです。イギリスなどの健康についての講演を伺っていると、頻繁に「レジリエンス」という言葉が出てきますが、これが日本語でいうところの「柔軟性」を意味する言葉ですね。つまり、この定義に込められた思いとは、「病気になったり、障害をもったりするのは人それぞれいろいろとあること。それは特別なことではなく、誰しもが得意なこと不得意なことがあるし、老いていけばそれだけできないことも増えていく。それを人は『喪失』と捉えるのだろうけれど、その喪失があったとしても、それに打ちのめされることなく臨機応変に対応していくことができれば、それは『健康』といって差し支えない」ということなんです。さらにいえば、その「臨機応変に対応していくレジリエンス」のなかに、他者や地域の力を利用して当然、ということも含まれているということです。

このレジリエンスの大切さを表している例として、あるデンマーク人の一人暮らしのおばあさんの話をしましょう。

この方は80代で、両膝が悪く、ベッドから自力では動くことができません。日本人だったら、両脚が立たない時点で施設入所を考えたり、気持ちも滅入ってしまってひきこもりになってしまったりする状況ではないでしょうか。しかし、その状態でもそのおばあさんは自宅で暮らし、毎週何人もの友人を自宅でもてなしていて、とても快活です。彼女は、「私にできないことは、自分の足で歩くことだけ」と言います。普段の生活は地域のヘルパーさんたちやボランティアさんたちが手伝ってくれています。家のなかにリフトが張り巡らされており、ヘルパーさんたちが少し手伝うだけで自宅内を移動することもできます。もちろん、外出もしています。

さて、それでは、この80代のおばあさんは不健康なのか健康なのかと考えたときに、いかがでしょうか？

もちろん、さまざまな一部分を抜き出して評価すれば、このおばあさんは健康とはいい難い状態です。しかしそれでも、家のなかに設置された機械や、ヘルパーさんおよびボランティアさんとのつながりといった総体で評価したとき、この方は「地域のなかで生きる一人の市民として、尊厳を保ちながら生きたいように生きられている」、それはつまり、「健康である」といえるのではないでしょうか。

このように、それぞれの人が生活をしていくなかで、病気や障害があったとしても、それを補うだけのデバイスや人とのつながりで対応でき、またその先に「自分がこのまちで生きていく」ことを表現しつづけられるようになれば、人はその人生で必ず経験しなければならない喪失への恐怖感が薄れ、また絶望に陥る確率も減るのではないでしょうか。これが、地域の生活における苦痛を緩和する、つまり、「地域のなかで緩和ケアを行う」ことであり、Compassionate Community の考え方といえます。

繰り返しになりますが、最新の緩和ケアの考え方は、「病院のなかや在宅診療で医療者が行う」という時代から、「地域全体の生活を通じて社会的な役割を保ちつづけられるような環境を整備し、苦痛が発生することを予防していく」というところへシフトしてきています。これこそが、僕が冒頭で述べた「社会的な死」の先送りであり、こういった地域をつくっていくためには、医療者だけではなく、その地域で暮らす一人ひとりの協力が欠かせないのです。

あなたはどう死んでいきたいですか

みなさんは、自分が暮らすまちで、どう老いて、どんな病を得て、そしてどう死んでいくのかを想像したことがありますか？　もちろん、未来がどうなるかなんて誰にもわからないから、想像できない部分もたくさんありますよね。特に、いつどんな病気になるかなんて自分で選べるわけでもないし、そんなことを考えても無駄かもしれませんよね。

でも、自分がどうなっていくかについてはどうすることもできなかったとしても、自分が暮らす地域がどうなっていくかは、これから一人ひとりが地域にかかわっていくことで、変えていくことができるんじゃないでしょうか。少なくとも僕は、自分がこのまちで、さっきお話ししたデンマーク人のおばあさんのように、病気や障害をもつようになったとしても笑いながら生きられるよう、助けてもらえるのが当たり前の社会になっていてほしいなと思っています。

例えば、70歳を超えた僕・西おじいさんは、がんを患って痩せ衰えて、もう脚も立たなくて入退院を繰り返してはいるけれども、病院のベッドでは「待っている人がいるからなるべく早く帰るよ」と言って、生きる希望を失わない。退院したら、電動の車いすに乗って自由に移動し、それまで毎日コーヒーを飲みに訪れていたカフェではマスターがいつものように出迎えてくれ、「ああ、西さん退院したんですか」と声をかけてくれる。そこには馴染みの看護師さんとか趣味の仲間とかもいて、「最近撮った写真とかないんですか」と話しかけてくれる。「医者の西さん」という自分は失われてしまっていても、「写真が大好きな西おじいさん」として社会に参加できる。そんなのが当たり前の社会になっているように期待しているし、少しでもこの妄想に近づけるように、「病気になっても安心して暮らせるまち」をつくれるように活動している、ということなんです。

＊

今日の講義を聴いてくださったみなさんも、あと40年、50年後かもしれませんが、「社会的な死」を迎える未来がくるかもしれません。そのときに、あなたが暮らす社会が「社会的な死」を早める環境か、それともその訪れを先送りできる環境か、みなさんはいまそれを選べる立場にありますし、それをつくっていける力もあるということなんです。

自分が暮らす未来を少しでもよくしたいと考えるのだったら、いまから地域に対して「投資」をしていくことが大事なのではないでしょうか……というところで今日の講義は終わりたいと思います。ありがとうございました。

参考文献

1　Temel JS. et al. Early palliative care for patients with metastatic non-small-cell lung cancer. N Engl J Med. 2010; 363: 733-42.

2 Fulton JJ, et al. Integrated outpatient palliative care for patients with advanced cancer: A systematic review and meta-analysis. Palliat Med. 2019; 33: 123-34.
3 秋山正子（総編集）『「暮らしの保健室」のはじめかた』、コミュニティケア２０１９年６月臨時増刊号
4 Huber M, et al. How should we define health? BMJ. 2011; 26（343）: d4163.

講義04

人生会議の本質を考える

みなさん、こんにちは。

今日は「人生会議」についてお話ししていきます。人生会議は、学術的な用語でいうところの「Advance Care Planning（ＡＣＰ）」の日本国内における愛称なのですが、みなさんは人生会議とＡＣＰだとどちらのほうが馴染みがあるでしょうか。

今日は、基本的に用語をＡＣＰに統一してお話しさせてくださいね。

ＡＣＰの定義

そもそもＡＣＰとは何か、というところから話をしていきます。

定義はいろいろありますが、「患者さんのこれまでの人生を家族と一緒に振り返り、その価値観や死生観、考え方などを探りながら、終末期に関するケア全体の目標や具体的な治療・療養場所などについて、早い時期から話し合いをしていくプロセス」という定義を僕はよくご紹介しています。

ここで重要なポイントはいくつかあります。

一つ目は、「人生を振り返る」というところ。ACPに対するよくある誤解は、「どこで死にたいですか？」「食べられなくなったら胃瘻《いろう》しますか／しませんか？」みたいな、未来に向けて単にいろいろと決めておくというようなイメージをもたれているところなんですけど、これは違うんですね。まず、「人生を振り返る」ところから始まる。それはつまり、これまでの人生を振り返りながらその方の価値観を探っていく、ということなんですね。

例えば、少し昔の例になってしまいますが、「延命できる可能性があるなら、どんなに苦しくてもできるだけのことを試みてほしい」と言うおじいさんがいたんですね。でも、本当にいよいよ苦しくなってきて、これ以上は何をしたとしても得られる延命効果よりも苦痛が増す割合のほうが大きい、つまり「処置による苦痛と得られる効果のバランス」がかなり悪くなってきたと。でも、そのおじいさんは、

「それでもいいから、少しでも可能性があるなら苦しくてもやってくれ」

と言うんです。なので僕は、

「どうしてそんなに延命にこだわるのですか？　何か理由があるのですか？」

と尋ねたんです。すると、

「俺はたくさんの仲間を戦争で失った。俺も一緒に死ぬはずだったのが、何の因果か俺だけ生き残ってしまった。だから、あいつらの分も俺は生きないといけないんだよ。あいつらが生きたいと思っても生きられなかった時間を、俺が粗末にするわけにいかないんだ」

と言ったんですね。

昨今では一般的に、高齢かつ癌の終末期といった状況で、人工呼吸器につなぐとか胃瘻をつくるといったことはあまりすすめない傾向にあると思います。このおじいさんに対しても、当然のように「おすすめしません」という話をしていくわけですけど、こういった人生の話を伺って、それが何よりも本人が大切にしてきた価値なんだとわかったときに、それを踏まえてどう考えていくか、という話になっていくのがＡＣＰだということです。

そして、この定義で重要なポイントの二つ目は、「早い時期から話し合いをしていくプロセス」という部分です。これもまたよくある誤解で、ＡＣＰは終末期にかなり近くなってから行うもの、というイメージをもたれがちなのですが、そもそもＡＣＰの Advance とは、「前もって」という意味をもつ言葉ですから、終末期になって「今まさに方針を決めていかなければならない」という状況で話し合うのは、ACPでも何でもないのです。なので、なるべく早期から患者さんの人生についての振り返りを始め、さらにその方にとってのキーパーソンの選定、また実際に終末期に向かっていくにあたり起こるであろうさまざまな課題についての考え方を伺っていきます。この定義の最後が「プロセス」となっているのは、まさに病気の初期から終末期にかけて、「話し合いがずっと継続して行われる」ことを意味しています。ある時点で「この場合はこうします」と患者さんが決めたとしても、それは全然180度くつがえしたっていいことなのです。

例えば、ある時点で「最期は家で死にたい」と言っていた方がいたとして、家族もそのつもりだったとしますよね。でも、病状が進行してきて家で過ごすのがしんどくなってきたら「やっぱり病院で過ごさせてもらっていいかな」となって、さらにその後少し病状が落ち着いたので「やっぱり自宅に戻りたい」と言い、医療者がその準備を進めていたにもかかわらず、「家族に迷惑かけそうだから介護施設を探してもらえませんか」と言ってもよいのです。その方の背景にある最も大切にしたい価値観は、「家族とともに過ごす時間をよりよいものにしたい」であり、最初は「できる限り長い時間を家族と過ごせること」がその価値観を守れる手段だと考えていたのが、「家族に苦しむ姿を見せると、結局のところ家族との時間の質が下がる」に変わり、「でも自宅で過ごせるのも楽だよなあ」という思いとの間で揺れ動いた結果、「介護施設を紹介してくれませんか」という流れになったということです。そこでは、「家族とともに過ごす時間をよりよいものにしたい」という根本の価値観はまったくぶれていませんよね。それを達成するための手段がさまざまに変わったというだけです。それであれば、僕ら側はその思いになるべく付き合っていくことが大切なのです。間違っても、「あなたは前に『家で死にたい』って言っていたじゃないですか。その思いを全うしたほうがいいですよ」なんて言ってはいけません。それは、手段と目的を取り違えてしまっていますよね。

もちろん、その根本となる「目的」、つまり価値観の部分がぶれてしまっても、それはそれでです。例えば、さっきの例では、「家族とともに過ごす時間をよりよいものにしたい」が一番大切にしたい価値観だったのが、突然「医療者に囲まれて過ごす時間が大切」となったとかですね。その場合は、以前から大切にしていた価値観がどうして変化してしまったのか、どのように揺れているのかについて、再度話し合いをする必要があります。その変化を言語化できない患者さんも多いので、結局のところ「心変わり」したように見える患者さんの本心がわからずじまい、といった場合もあるのですが……。それでも、それまでずっと大切にしてきた価値観の部分が揺らいでいるということは、本人にとっても、また、これまでずっと一緒に話し合いの過程を共有してきた家族・友人にとっても、心理的な危機をもたらし、結果的に後悔を抱かせることになりかねませんので、そこはできる限り丁寧に、またその変化の原因を突き止められなくても、「ではどのようにすれば後悔が最小限になるのか」と考えてケアにあたっていくことが大事です。

ＡＣＰが誕生した背景

ＡＣＰは、そもそもが日本で生まれた概念ではありません。では、この考え方がどのような経緯で生まれたのか、少し歴史を振り返っていきましょう。この歴史を知れば、ＡＣＰでは１回の話し合いで方針を決定してしまうのではなく、そのプロセスが重視されていること、方針という「手段」ではなく、その方針をよしとする本人の「価値観」「目的」が重視されていることの意味がわかるかと思います。

まず欧米では、患者さん自身が自らの病状を知り、医師と対等に話し合い、治療方針に積極的にかかわることが、自らの「望ましい死」の達成のために不可欠であると認識されてきました。

そんななかでも、1970年代から1980年代までは、医師の独断によるパターナリスティックな治療の決定がなされてきたのです。しかし、それでは「望ましい死」が達成できないと考えられ、個人の尊厳にもとづいた自己決定の重要性が指摘されるようになり、アメリカでは1991年に患者の自己決定法（the Patient Self-Determination Act：PSDA）として法律が施行されるまでになりました。医療機関はこの法律によって、患者さんが延命処置などを希望するかどうかと、患者さん自らがそれを判断できなくなった場合の代理決定者を誰にするか、ということに関する事前指示（Advance Directive：AD）の有無を確認するとともに、患者さんが望む場合にはAD作成にかかわる情報提供を行うことなどが定められました。ここでいうADとは何かがイメージしにくいかもしれませんが、日本でいうところの「リビングウィル」、つまり、「呼吸が止まっても人工呼吸器をつけないでください」とか、「昏睡《こんすい》状態になって食べられなくなっても胃瘻はつくらないでください」といった内容が箇条書きに並んでいる書面のことです。この法律ができたことによって、終末期に患者さん自身の意思が尊重された治療が広く行われるようになることが期待されたわけです。

しかし実際には、この法律に伴う実践内容を評価する目的で1989年から5年間にわたって行われたSUPPORT studyにおいて、ADの作成は患者の意思を終末期医療に反映させるうえでほとんど意味をもたなかった、という結果が報告されたのです。つまり、ADの作成は「望ましい死」の達成のためにほとんど意味をなさなかった、という衝撃的な結果だったということです。

具体的には、4000名以上の患者さんの追跡調査で、半数以上の医師がその患者さんの蘇生《そせい》処置に関する希望を知らず、蘇生処置を希望するかどうかの確認も死亡の2日前に取られたものが過半数で、4割弱の患者さんが死亡前10日間を集中治療室で過ごし、病院で死亡した患者さんの半数で疼痛《とうつう》が適切に緩和されていなかったんです。散々な結果を受けて、研究者たちは全国の医師や看護師たちに対し、状況を改善する目的での情報提供と、コミュニケーションの研修などを行いました。そして改めてデータを取り直したんですが、結局のところ患者さんと医師たちとのコミュニケーションは改善されず、その他のさまざまな指標のどれもが改善できなかったのです[1]。

事前指示制度が法整備までされたにもかかわらず、このような結果が出たことの要因については、その後多くの分析が実施されました（図表04-1）。それにより、事前指示の制度が

図表04-1　事前指示について明らかとなった問題点

要因	解説
①事前指示が使われていない	事前指示の完成率は40%程度に過ぎない
②医師がEOLd(エンドオブライフディスカッション)を行うことを躊躇する	医師の多くが「時間がない」「緩和ケアの知識が不足」と回答
③事前指示に気づかない	事前指示を完成させても、その内容について医師と患者が話し合っていなかった
④事前指示だけでは治療の決定に役立たない	事前指示の定型文だけでは、実際の医療現場で起こる複雑な問題に対応できない
⑤患者の意向を代理人が推測できない	事前指示を完成させても、その内容について家族などの代理人と話し合っていない
⑥事前指示が患者の意向を真に反映したものとはいえない	実際に終末期ケアを受けるようになって初めて意向を尋ねられるが、それまで考えたこともないことがほとんどのため、真の意向が反映されない
⑦医療者のコミュニケーション技術が不十分	医師が終末期ケアのコミュニケーションについての専門的なトレーニングを受けていない

十分に機能しないことが明らかになったことで、「ある一時点のみ、かつ本人による書類作成」以外の意思決定の方法が模索されるようになり、「本人だけではなく、家族や医療福祉職も含めて、複数回にわたって継続的に行われる話し合いのプロセス」であるACPのほうが、患者さんの意思を終末期の医療に反映し、尊厳を守り、そして症状の緩和につながることが期待されていったということです。

そして実際に、事前に医師や代理決定者を含めてACPを行っておくことで、心肺蘇生やICU入院の率が下がり、緩和ケアへのアクセスが早まり、患者さんや家族のQOLが高まり、家族のうつ病率が低くなったといった報告がなされるようになってきたのです。[2]

ただし一方で、近年報告されたACPの比較試験であるACTTION試験のように、主要評価項目であるQOLについて統計学的な有意差を示すことができず、また一方で、患者さんの16％はACPの会話が苦痛であると報告されたものもあります。ただ、この研究においても、患者さんの67％は「ACPの話し合いを行ったことは役に立った」とも回答しており、万が一自らが意思決定ができなくなった場合の代理意思決定者を決めることができたということも報告されています。[3] また、この研究は、考察において「介入の潜在的な不十分さ」が指摘されており、介入の回数が少なかったり各地域の状況やニーズに適合していなかったのではないかと考えられています。

このように、ACPを行うことそれ自体、また実践の濃厚さなどによって評価もさまざまであることが否めないことは事実です。今後、さらなる研究結果が求められる一方で、僕たちが日々のなかでできることも考えていかなければなりません。

ACPが開始されるべき時期

本来ACPは、病態としては安定した状況で開始されるべきものとされています。しかし一方で、早すぎるACPの開始は得られる利益よりも害のほうが大きいという指摘もあり、その適切な時期については注意が必要です。[4]

海外のガイドラインなどでは、ACPを始めるタイミングについて、

① 医師が「患者が6~12か月以内に死亡したとしても驚かない」と感じたとき

②患者の状況に大きな変化があったとき、もしくは変化したと患者自身や家族、メディカルスタッフが認識したとき
③治療の決定をする必要が出たとき
④抗がん治療について効果が乏しくなったとき
⑤専門的緩和ケアサービスへの紹介を受けたとき
⑥近しい人の死といったイベントがあったとき
⑦頻繁な入院が生じているとき

などとしており、逆に好ましくないタイミングとしては、「がんの診断時」が挙げられています。[5]患者さんや家族から終末期について相談してくれるのを待つのではなく、基本的には医師からその話題を始めるべきとされています。

ただし、このガイドラインなどで想定されているのは「病気や病状に応じたACP」であり、本来のACPとはもっと幅広いものです。

ACPには、「一般的なACP」「病気や病状に応じたACP」「死が近づいたときのACP」があります。[6]この三つのACPの違いについては、神戸大学が図表04-2のようにまとめて

図表04-2　時期におけるACPの3つの分類

	想定している代表的な対象者	話し合いの内容(例)
1. 一般的なACP (General ACP discussion)	・成人である一般市民 ・意思決定能力がある ・健康、もしくは持病があっても安定している	・代理決定者は誰か ・価値観やいのちに対する考え方 ・危篤の状態となり回復の見込みが乏しい状態になった場合にどのような治療やケアを望むか
2. 病気や病状に応じたACP (Disease-specific ACP discussion)	・成人で意思決定能力がある ・慢性疾患があり入院を繰り返している ・持病の病状が進行してきている ・人生の最終段階を自分のこととして考えている	・代理決定者は誰か ・価値観やいのちに対する考え方 ・危篤の状態となり回復の見込みが乏しい状態になった場合にどのような治療やケアを望むか ・病気や病状のこれからの見通し ・治療やケアの選択肢 ・治療・ケアを受ける場所 ・本人の希望する治療やケア、受けたくない治療やケア
3. 死が近づいたときのACP	・成人で意思決定能力がある、もしくはその代理決定者(家族など) ・持病の進行で死が近づいている	・代理決定者は誰か ・死が近づいたときに希望する治療やケア ・死が近づいたときに希望する療養場所 ・心肺蘇生に関する希望 ・POLST

出典：神戸大学. アドバンス・ケア・プランニング(人生会議).
https://www.med.kobe-u.ac.jp/jinsei/acp_kobe-u/acp_kobe-u/index.html

いますが、これを見てもらえばわかるとおり、「自ら（もしくは自らの大切な人）が遠くない将来の死に直面しているかどうか」で大きく二つに分かれます。つまり、本来のACPは、先ほども言ったように、病状が安定しているときから行うべきものですが、実際の現場では図表04-2における「病状や症状に応じたACP」、または「死が近づいたときのACP」ばかりが行われてしまっています。

「一般的なACP」で重視されているのは、「代理意思決定者の決定」くらいです。もし万が一、意識不明の重体に陥る事態が急に訪れたとき、誰に後事を託すかということくらいは明らかにしておきましょう、ということですね。日本の場合は伝統的な家父長制度の名残で、配偶者または長子がその家族を代表して意思決定するという雰囲気があるので、楽なことも多いのですが……。ただ、長子が必ずしも患者さん本人のそれまでの価値観を最も理解しているとは限りませんよね。なので、まったく病気がない健康なうちから、「自分が意思決定ができなくなったときに、代理で自分の価値観を汲んで方針を決めてくれる人」を決めておく必要があるということです。それは配偶者でも、長子でも末子でも、甥・姪やいとこでも、または血縁関係にない友人や大家さんとかでもよいのです。もちろん、血縁関係にない方を代理意思決定者にする場合には、血縁者の許可を得ておく必要はあります。日本の病院は、基本的に血縁者ファーストのところがあり、患者さん本人が友人を代理意思決定者と想定していても、血縁者に最初に連絡をとってしまうなどしてトラブルになる例は多々ありますので。

さて、代理意思決定者を決めたら、その後は「価値観やいのちに対する考え方」を、その人と共有していく作業があります。しかし、先ほども少し述べたように、「早すぎるＡＣＰ」はあまり意味がないばかりか、害になる側面ももっています。「早すぎるＡＣＰ」の場合、まだ病気になっていなかったり、病気になっていたとしても、かなり早期で今後どのように病状が進行していくのか、医者であってもわからない状況だったりします。なので、その段階で細かくいろいろと決めておいても、実際に病状が進行したときには全然違う状況に陥ってしまったり、そもそもそんな前に決めたことが今の状況に当てはまらなかったり、しまいには決めたことを忘れてしまったりするかもしれません。なので、意味がない。そこはＡＣＰの本質に立ち戻って、「価値観やいのちに対する考え方」を探っていく、しかも病気や死を想定していろいろと話をする機会を設けるのではなく、本人の価値観や希望を知る手がかりを日常会話のなかにこそ見出していくことが大事かと思っています。

「来年のいま頃は……」

「私がそのうち齢をとったらさあ……」

「もし私が、うちの親のような病気になったら……」

などの、日常のやりとりのなかに埋もれてしまいそうな儚《はかな》い言葉を拾い上げて、本人の価値観を紡いでいくことこそが大切なんじゃないかなと思うのです。

それはまた、僕らも患者さんとの日常会話のなかで、患者さんの言葉を一つひとつ取り上げて記録していくことが重要だということでもあります。患者さんが医師と対峙《たいじ》したときに話す言葉と、看護師と対峙したときに出てくる言葉は違いますし、それはまた、介護士や家族と話す言葉とも全然違うということはよくあります。それは、本人の価値観がぶれているということではなく、本人のなかにある多様な価値観が、対峙している人の職種や雰囲気、コミュニケーションスタイルによって、患者さん本人も無自覚なうちにあぶり出されている結果だといえます。つまり、どの言葉が正解というわけでもなく、どれもが本人の大切な価値観だということです。このように、人と人とのコミュニケーションは、その組み合わせで多様に変化するのが普通です。つまり、患者さんを取り巻く周囲の人たちがさまざまな側面から光を当てることで、なるべく本人の「価値観の多様性」を解像度高く浮かび上がらせていくことが、終末期を迎えたときに役に立つのです。

この多様な価値観を浮かび上がらせておくことは、「セレクション」の問題を回避するうえでも役立ちます。

「セレクション」の問題

例えば、家族の一人が代理意思決定者として想定されていて、もちろんその方は事前にいろいろと本人と会話や相談などもしていたとしましょう。しかし、他の家族や医療福祉職は、本人の言葉をあまり気にかけていなかったり、記録もしていなかったとします。これは、いざ終末期となって、何か本人の代わりに意思決定をしなければならない場面が来たとき、その代理意思決定者が「患者本人はこの場合ならAという選択肢をとると思います」と告げたとして、その価値観が本当に本人のものと一致しているのかという保証は誰にもできない、ということです。

これこそが、ACPにおける「セレクション」の問題です。つまり、その代理意思決定者が「本人は過去にこういう場面ではこうしてほしいと発言していたことがあった」と言ったとしても、それは「代理意思決定者の記憶に強く残っている本人の言葉」に過ぎません。例えば、先ほどの「言葉」は10年も前のことであり、それは医療系のテレビドラマを一緒に見ていて、「自分の最期の時はあんまりこんな管だらけになって生かされたくないなあ」という発言だったとしましょう。そしてそれは、代理意思決定者の価値観とも一致するものだったので、心に残っていたわけです。しかし一方で、かかりつけのお医者さんとの最近の会話のなかで、「命を延ばすためにできることがあるなら何でもやってほしい」と言っていたとしたら、どうでしょう。これらは矛盾した方針のように聞こえますが、そこには本人の真の意図があるのかもしれませんし、多様な価値観の表現の仕方だったのかもしれませんし、はたまた10年の間に価値観が大きく変わったのかもしれません。でも、いまこの場では代理意思決定者本人の言葉しか信頼できるものがないわけで、「それは本当にいま現在の患者さん本人の意思を代弁しているといえるのか」の保証は何もないことになります。場合によっては、その代理意思決定者が「代理意思決定者自身の価値観」を本人の価値観とすり替えて話す、なんてこともよくあることは、現場にいるみなさんならよく知っていますよね。

そういったことを少しでも予防するために、代理意思決定者以外の周囲の人たち、それは僕ら医療福祉職も、なるべく元気なうちから本人とたくさん会話をして、本人が大切にしている価値観がどのようなものかを探っていく必要がある、ということです。

ＡＣＰを行ううえでの注意点

これまで述べてきたように、ＡＣＰは適切に行われればその意義は大きいのですが、運用にあたって注意すべき点もあります。

まず重要な大原則は、「事前指示を明らかにすることだけを目的にしない」ということです。繰り返し述べていることですが、ＡＣＰはあくまでも話し合いのプロセスであり、ある質問（例えば心肺蘇生を望むかどうか）に対しての答えを得ることが目的ではありません。そういうテーマについて患者さん・家族と対話を行い、その背景にある価値観を共有することが目的であることを忘れてはいけません。

この大原則に則ると、「関係性ができていないなかでACPを行う」「医療福祉職の価値観を押しつける」「本人の回答の変化を許容しない」といったことも問題であることがわかるでしょう。病院の初診などで、初対面の医療者からいきなり「最期はどこで死にたいですか」と問われて大いに傷ついたという話は、決してまれなことではありません。まずは関係性をつくり、そのうえで価値観を聴いていく、というプロセスは、コミュニケーションの一般的なあり方として当然のことですよね。

そして、価値観を共有することが目的ですから、医療福祉職側はできる限り「白紙の状態で」聴くことが重要です。「家で死ぬのが一番幸せですよ」「延命なんて意味がないですよね」などと、本人の話を十分に聴きとる前に答えを誘導・強制するような面談を行うことは、ACPではありません。むしろ、終末期に関する繊細な話題に踏み込んでいるからこそ、価値観の押しつけは、「この人は私に『早く死ね』と言っているのか」という思いを患者さんに抱かせかねず、悪影響を及ぼします。

また、ACPはプロセスなので、話し合いをするたびに回答が変化することも当然です。前回は「最期は家で過ごしたい」と言っていたのに、今回は「やっぱり最期は病院に入れてください」と言ったとしたら、「言うことをコロコロ変えないでほしい」と考えるのではなく、「どうして心境が変化したのですか？」と新たな対話につなげるようにしたいですよね。それが、本人の多様な価値観、さらにその奥にある「本当に大切にしたいと思っていること」に光を当てることにつながっていきます。

＊

今日この講義を聴いていただいたみなさんには、明日からでも「患者さんの言葉を、その多様な価値観に光を当てるように聞く」「聞いた言葉を記録する」「記録した言葉を他の関係者と共有する」「そのプロセスを早期から終末期まで継続する」ということを意識してみてほしいと思います。それが、患者さんが「本当に大切にしたいと思っていること」へ近づき、本人の尊厳を保った終末期の時間を守ることにつながっていきます。

参考文献

1 A controlled trial to improve care for seriously ill hospitalized patients. The study to understand prognoses and preferences for outcomes and risks of treatments (SUPPORT). The SUPPORT Principal Investigators. JAMA. 1995; 274: 1591-8.

2 Wright AA, et al. Associations between end-of-life discussions, patient mental health, medical care near

death, and caregiver bereavement adjustment. JAMA. 2008; 300: 1665-73.

3 Korfage IJ, et al. Advance care planning in patients with advanced cancer: A 6-country, cluster-randomised clinical trial. PLoS Med. 2020; 17: e1003422.

4 Johnson S, et al. Advance care planning for cancer patients: a systematic review of perceptions and experiences of patients, families, and healthcare providers. Psychooncology. 2016; 25: 362-86.

5 Clayton JM, et al. Clinical practice guidelines for communicating prognosis and end-of-life issues with adults in the advanced stages of a life-limiting illness, and their caregivers. Med J Aust. 2007; 186(12 Suppl): S77-S105.

6 神戸大学「アドバンス・ケア・プランニング（人生会議）」https://www.med.kobe-u.ac.jp/jinsei/acp_kobe-u/acp_kobe-u/index.html

講義05

がんによる生活への影響を把握する

みなさん、こんにちは。

今日は、がんの発生や進行の特徴、そして最近の抗がん治療やその副作用などについてお話ししていきましょう。

「どうして私が、がんになってしまったの？」へ、どう答えるか

まず、そもそもがんはどうして発生するのでしょうか。1回目の講義で、がんのステージ分類や、そのステージごとの治療法についてはお話ししましたが、がんがどうして発生するかについてはお話ししませんでしたよね。

このテーマについて取り上げたほうがいいなと感じるのは、患者さんがしばしば「健康に

いいものを食べて、運動もして、タバコもお酒もやらないのに、どうしてがんなんかに罹《かか》ってしまったんだろう」という訴えをされるからです。

みなさんは、患者さんからこのように問いかけられたら、どのように答えますか？　そもそも患者さんは、この問いかけによって何を期待しているのでしょうか。

統計的な話をすれば、よくいわれるように、日本人の二人に一人は生涯を通じてがんを患い、そして三人に一人がそれが原因で亡くなっていきます。だから、「がんになることは珍しいことではなく、長く生きていればどこかのタイミングで多くの方ががんになるものなのですよ」と答えるのが適切でしょうか。この答えは、確かに正しいことを言ってはいるのですが、それで患者さんの気持ちが動く気はしませんよね。

では、患者さんの心理やどう答えるべきかについて答える前に、まずは「がんはどうして発生するのか」について、もう少し詳しい知識を整理しておきましょうか。

がんは、端的にいえば「遺伝子の複製エラー」などによって発生します。人間の体内では、毎日のように古い細胞が死んでいき、その代わりに新しい細胞がコピーされて生まれていっていますが、そのときに新しい細胞の設計図となるのが遺伝子、ＤＮＡですよね。これは中学や高校の生物で習ったと思います。その設計図である遺伝子をもとに新しい細胞を生み出しているわけですが、何らかの原因でそのコピーをするときにエラーが生じてしまうことがあります。もちろん、一か所や二か所のエラーくらいですぐにがん細胞が生まれるわけではありません。そういったエラーは修復されたり、細胞ごと排除されたりすることで、普通はがん化することはないのです。しかし、そのエラーが蓄積したり、また重要な個所にエラーが起こったりした場合に、その細胞が無限の増殖能を獲得してしまって「がん化」します。ただ、この時点では、免疫細胞がこのがん細胞を駆逐してくれるので、これまたがんに罹ることはありません。実際、がんという病気として現れてこないだけで、僕らが生きているなかでは、毎日のようにこういった小さながん細胞は生まれているのです。しかし、その増殖スピードが免疫能を上回ったり、また別の遺伝子変異によって免疫からの排除をかいくぐったりできるようになると、そのがん細胞は増殖を繰り返し、「がん」として僕らの目に見える形で現れてきます。

がん細胞の芽が生まれてから実際に病気としてのがんとなるまでに、どれくらいの時間がかかっているかについては、そのがん腫にもよりますが、多くは半年~1年くらいのペースで大きくなっています。ただ、目に見えるようになるのが突然だったりするので、「毎年健康診断を受けています。半年前にも全身を調べて何もなかったのに、いきなりステージ4の進行がんってどういうことですか?」といった状況がしばしば発生します。これはまた、がんの原発巣が大きくならないうちに遠隔転移する場合があることも関係しています。例えば、健康診断のときに実は1㎜程度の胃癌があったけれども小さすぎて見つからず、それが5㎜の大きさになったときに血流に乗って肝臓に転移し、半年後に2㎝の胃癌と1㎝の肝転移として発見された、みたいなことはあり得ます。

ちょっと脇道にそれるかもしれませんが、この5㎜の大きさの胃癌で肝臓に転移ができた後に、何らかの原因で胃癌の原発側が縮小してしまった場合などで、半年後に肝臓の転移だけ発見されるということが起こると、「原発不明癌」というまれな癌となることがあります。これは、一部のがんで「自然退縮」、つまり何も治療していないにもかかわらず、がんが小さくなっていくという現象を反映しています。もちろん、すべての原発不明癌がこのように発生しているわけではありませんが。自然退縮はリンパ腫や腎癌などで特に起こりやすいとはされていますが、その確率は1万分の1程度ですので、あまり自然退縮に期待することはできません。ただ、自然退縮という現象があることを知っていると、患者さんをたくさん診ているなかで、病態の説明がつく方が現れることがあります。

さて、本題に戻りますが、このがん細胞の芽を発生させる、つまりDNAにエラーを起こしやすくする原因には、さまざまなものがあります。すでにわかっているものとしては、タバコや飲酒、食生活、太りすぎや痩せすぎ、あとはウイルスへの感染などがありますが、加齢も大きな原因のひとつです。つまり、高齢になっていくと誰でもDNAにエラーが起こりやすくなり、それを排除する機能も落ちることで、がん細胞が発生しやすくなります。それはあくまでも偶然であり、胃にできるか、大腸にできるか、肺にできるか、といったところも偶然なのです。もちろん、先ほど挙げたタバコや飲酒は、それに触れた部分（例えば口腔《こうくう》内や食道、胃）の細胞を傷つける、つまりはDNAにエラーを発生させる頻度を上げることで、がんの発生確率を上げることになります。ただ、それもあくまでも「確率」の話であり、毎日40本もタバコを吸っているヘビースモーカーの方でも80歳までがんにならず、一方でタバコを一切吸わない60歳の方にがんが発生する、ということはあり得るということです。

だから、冒頭の問いである「なぜ品行方正に暮らしてきた自分が、がんにならなければならなかったか」への答えは、科学的な言い方をするのであれば、「偶然にしか過ぎない」が真なる答えなのですが、それは先ほどの「二人に一人はがんになる世界だから」と答えるのと何ら変わりありませんよね。そこに患者さんの救いも納得も得られそうにありません。では、これまでお話ししてきた知識は無駄なのかというと、そういうことでもないのです。こういった科学的な知識をもっておくことは重要ですし、科学における真実を踏まえたうえで患者さんの苦悩にどう答えるべきかは、また別に考えていけばよいのです。

公正世界仮説

さて、ではまず、患者さんが「なぜ品行方正に暮らしてきた自分が、がんにならなければならなかったか」という問いをもつ理由について考えてみましょう。

ここでキーワードとなるのが、「公正世界仮説」と呼ばれる考え方です。公正世界仮説とは、「ものごとには必ず因果があり、この世界のなかで品行方正に生きていきさえすれば、その結果として悪いことは発生しない」という考え方なのですが、これを逆に取ると、「誰かに悪いことが発生したのであれば、それは何か悪いことをした結果に違いない」という解釈になります。

わかりやすい例では、痴漢に対するセカンドレイプと呼ばれる事例でしょうか。ある女性が「痴漢されました」とSNSなどで公表したとき、一部の方々から「隙を見せたほうも悪い」「肌を露出するなど、男を刺激する服装をしていたのでは」などの心無い発言が浴びせられることがあります。ここで悪いのは、どう考えても痴漢をした犯人であり、またその被害者はたまたまその場に居合わせてしまった結果として被害に遭った、と考えるのが妥当なのですが、「悪いことが発生した場合には、その発生を促した原因がある」と考えてしまう公正世界仮説によって、被害者側にその原因を求めてしまう心理が働いてしまうのです。

この公正世界仮説は、多くの人が陥りやすい心理ですが、それが発生する要因は、「心理的安定性」を求める本能的行動だといえます。人間も動物ですので、一般的に「不安」な状態よりも「安心」な状態のほうが心地よいと思うように脳がセッティングされています。そういう状態のなかで、「痴漢」のような犯罪が発生した場合、自分もそういった被害に遭うかもしれないといった不安を感じます。では、その不安を感じた脳を「安心」に戻すためにはどうすればよいか。その近道は、その犯罪が起こったことに理由をつけ、さらに「その理由と自分には関係性がない」と結論づけることです。つまり、「痴漢に遭った」という犯罪が発生したときに、「隙を見せたほうも悪い＝自分は隙がないように行動しているから大丈夫だ！」とか「男を刺激する服装をしていたのでは＝自分はきっちりした服装をしているから大丈夫だ！」などと考察することで、脳を安定に導いているのです。このように、世の中に何か悪いことが発生したときに、その当事者に対して何かを言う場合は、その人に対して言葉を発しているのではなく、実際には自身の脳に言い聞かせている、という場合が少なくないのです。

ここまで話してくれれば、患者さんが「なぜ品行方正に暮らしてきた自分が、がんにならなければならなかったか」という問いをもってしまう理由もわかったでしょう。

がんになった人には、何らかの理由がある。そしてそれは、「何か悪いことをしていた」結果でなければならない。このような思い込みから、「自分は何をした結果でこんなつらい思いをしなければならなくなったのか？」と考えてしまう。でも、これまで見てきたように、がんになるのは「それほど珍しいことではない」ことであると同時に、「偶然の積み重ねの結果として起こる」ことであり、あくまでも「たまたま」にしか過ぎないのですね。理由なんかない、そういった理不尽さがあるなかに答えを求めているから苦しくなってしまうし、そこに無理やりな因果関係をつけようとすると、怪しげな宗教だったり、大金をむしり取られるインチキ療法の世界にはまっていくわけです。それらは巧みに「ありそうな因果関係」をでっちあげて、ひとときの安心を脳に与えるのに長けていますからね。

では、そういった心理状態になっている方に、どう答えるのが正解なのでしょうか。これは人によってさまざまなパターンがあるかと思いますが、僕だったら「そうですよね、どうしてって思いますよね」と、本人の言葉を反復しながら話を聞きつづけます。「それしかできないんですか？」と思われるかもしれませんが、それしかできないんです。先ほども言いましたが、答えがないところに答えをつくって与えてはダメなんです。本人が、自らその意味に辿《たど》り着くならいいんですよ？　でも、周囲が与えてはダメ。本当にその人を支えたいと思うなら、本人がその「解釈」を終えるまで、一緒に付き合う覚悟がこちら側にも必要なんです。

よろしいですか？　この話は大切なので、次回の講義でももう一度取り扱っていきましょうね。

がんの進行と治療・副作用

ではここからは、実際にがんがどのように進行していくか、そして治療にはどんなものがあるかについて、解説していきましょう。

一般的に、がんという病気は「慢性的にダラダラ進行していく」というイメージをもたれていることが多いように思います。実際、先ほどもお話ししたとおり、がんは半年～1年くらいかけてゆっくり大きくなる場合が多いため、そのように考えている方が多いのでしょう。しかし、実際の生活への影響を考えると、進行は「なだらかな坂を下るように悪化していく」というよりは、「階段状に悪化していく」と考えたほうが合っていると思います。つまり、ある一定の時期までは、がんが体のなかでかなり大きくなっていったとしてもほとんど無症状、というパターンがとても多い。しかし、ある一定のラインを超えたところで一気に悪くなったように、本人や家族には感じられるのです。具体的には、「急に背中が痛くなった」「一気に体重が落ちた」「先週まで自転車に乗れていたのに今週はベッドから起き上がれない」などです。こういう現象を目の当たりにしたとき、抗がん剤治療やワクチン接種の後だったりすると、「やはり抗がん剤やワクチンは免疫の力を下げて、急激にがんを進行させるんだ！」などと陰謀論めいた話をもち出したりする方が散見されますが、がんの専門家にとってはこのような経過を辿るほうが当たり前であり、逆にダラダラと慢性的に進行していく経過のほうが珍しいと感じます。この専門医と患者さん・家族との認識の差によって、医師側が「片づけなければならないことや手続きなど、動けるうちにできることはとにかくやっておいたほうがいい」と説明しても、患者さんは「まだ元気だし、来週でも大丈夫だろう」と高をくくり、結果的に後悔してしまう、なんて事例が後を絶ちません。

また、「一気に悪くなる」とはいっても、元気が100の状態からゼロの状態まで1日で悪くなる、ということもまたほとんどなく、100から70くらいまで一気に落ちて、それから2〜3週間は70くらいでずっと安定し、その後にまた50くらいまで一気に落ちる、またそれから安定する……という「階段状の経過」を繰り返すイメージです。逆にいえば、この安定している2〜3週間の間にできる限りいい状態をキープして、できることを再構築していく、というのが緩和ケアの役割だということです。

それでは、こういったがんの進行に対し、どのような治療があるのかを簡単に見ていきましょう。

がんの治療は大きく三つ、つまり、①手術、②放射線治療、③化学療法があります。

① 手術：外科医によってがんがある場所を切除して治療する方法。現在でも、がんを根治させるのに最も確実性が高い。手術法の改良やロボット手術の導入などにより、低侵襲かつ確実性が高い方法が模索されつづけている。また、根治させることは難しい場合でも、症状を改善させるために行う手術や、少しでも延命が期待できる場合に行う手術が

ある（緩和的手術・姑息《こそく》的手術などと呼ぶ）。

② 放射線治療：がんがある場所に対し、放射線を当てることで、がんを縮小させる治療法。主に、体の外から放射線を当てる方法（外照射）と、放射線源を埋め込んで体内から放射線を患部に当てる方法（内照射）がある。手術のように身体を切除するわけではないため、侵襲性が低い傾向にある。ただし、照射部位の周囲に炎症を起こすため、皮膚障害や下痢、肺炎、骨髄抑制（白血球や血小板が低下する）など、当てた場所によってさまざまな有害事象が生じる。抗がん剤治療と組み合わせることで、手術と同程度に根治を目指すことができる場合もある。

③ 化学療法：いわゆる「抗がん剤治療」。がんが増殖する仕組みを抑えたり、免疫システムを活性化することなどでがんを攻撃する方法。手術や放射線治療と異なり、がんが全身に広がっていても、そのすべてを攻撃することが可能ではあるが、効果は100％とはいえず、効果があったとしても、一部のがんを除き、化学療法単独で根治を目指すことは難しい。また、その作用機序から、さまざまな有害事象を伴うことが多い。

このなかで僕が専門としているのは化学療法なので、ここについてもう少し詳しくお話ししていきます。

化学療法について詳しく話していくとはいっても、今日ここで僕の講義を受けていらっしゃる方々のうち、自ら抗がん剤を処方して……って方は多くはないと思います。なので、「最新の免疫チェックポイント阻害薬の作用機序とは」とか、「〇〇療法の最も効率のよい使い方」なんて内容をお話ししたとしても、ほとんど意味はないでしょう。でも、そんなみなさんにも最低限、「化学療法を受けた方にどんな有害事象が発生するのか」については覚えていただき、何となくイメージできるようになってほしいと思っているんです。化学療法の副作用について学ぶことで、もしみなさんが抗がん剤治療中の方、または抗がん剤治療による何らかの後遺症に悩んでいる方をみたときに、その症状が有害事象によるものなのか、がんそのものによるものなのかについて、アセスメントできるかどうかに違いが出ると思います。

さて、一般的に「抗がん剤」と僕らがお話しするものには、いくつかの分類があります。

一つ目は、「殺細胞性抗がん剤」。これは、一番古くからある薬で、みなさんが一般的に「抗がん剤」といわれたときにイメージする薬に一番近いかなと思います。高校生物で習ったような、細胞が分裂する仕組みを抑えることで、がんの増殖を抑えてしまおう、という薬です。主な副作用には、吐き気や食欲不振、下痢、骨髄抑制、末梢《まっしょう》神経障害、脱毛といったものがあります。

二つ目は、「分子標的薬」。これは、細胞が増殖するときに「細胞分裂しなさい！」って指令が出るんですけど、そのシグナルを抑えてしまおう、という薬ですね。殺細胞性抗がん剤と比べると、「よりターゲットを絞って攻撃しよう！」ってイメージです。そのため、嘔吐《おうと》や脱毛といった副作用は比較的少なくなりますが、一方で皮膚に対する毒性が強いものが多い傾向にあります。

そして三つ目は、「免疫チェックポイント阻害薬」。これは、いま説明した二つの薬剤と違って、免疫の力そのものを向上させてがんを攻撃してしまおう、という薬。副作用が比較的出にくく、長く治療できる方も多い、優れた治療法です。ただ、高額なのと、まだ新しい薬で研究段階のものも多く、使えないがんの種類もまだまだあります。そのあたりは今後の研究に期待されるところです。副作用は比較的少ないと言いましたが、免疫が活性化されすぎることによる副作用が出ることはもちろんあります。劇症型の糖尿病や内分泌障害、肝炎・肺炎や下痢など、全身の臓器に多彩な症状を起こすのが特徴です。

あと、もうひとつ、「ホルモン療法」と呼ばれる治療法もあります。これは、主に乳癌や前立腺癌といったホルモンによって増殖に影響を受けるがんの種類で用いられることが多いものです。これまでお話ししてきた抗がん剤と比べれば、副作用がかなり少ないこともあって、長い間使用することも可能な薬剤です。

抗がん剤の副作用が出る時期

さて、この3種類＋1種類の抗がん剤による治療法を説明したところで、「副作用ってどんな感じで出るの？」というところをお話ししましょう。

これも誤解が多いのですが、抗がん剤による副作用は「点滴をしてからすぐに出る」と思われていたりします。でも実際にはそうではなく、「早いうちに出る副作用」「遅れて出る副作用」「後遺症となっていく副作用」があるのですね（図表05-1）。

例えば、ある抗がん剤を1日目に点滴で使用し、飲み薬の抗がん剤を併用して2週間ほど使用する、という場合を例にすると、吐き気や食欲不振のピークは、多くの場合、その点滴の当日夜〜翌日くらいに来ます。便秘になりやすいのもこの時期です。吐き気は次第におさまってくることが多いのですが、人によっては1週間くらい続くこともあります。

ちなみに、「抗がん剤といえば嘔吐」と、昔からドラマやマンガなどで抗がん剤を投与さ

図表05-1　殺細胞性抗がん剤の副作用の出方の一例

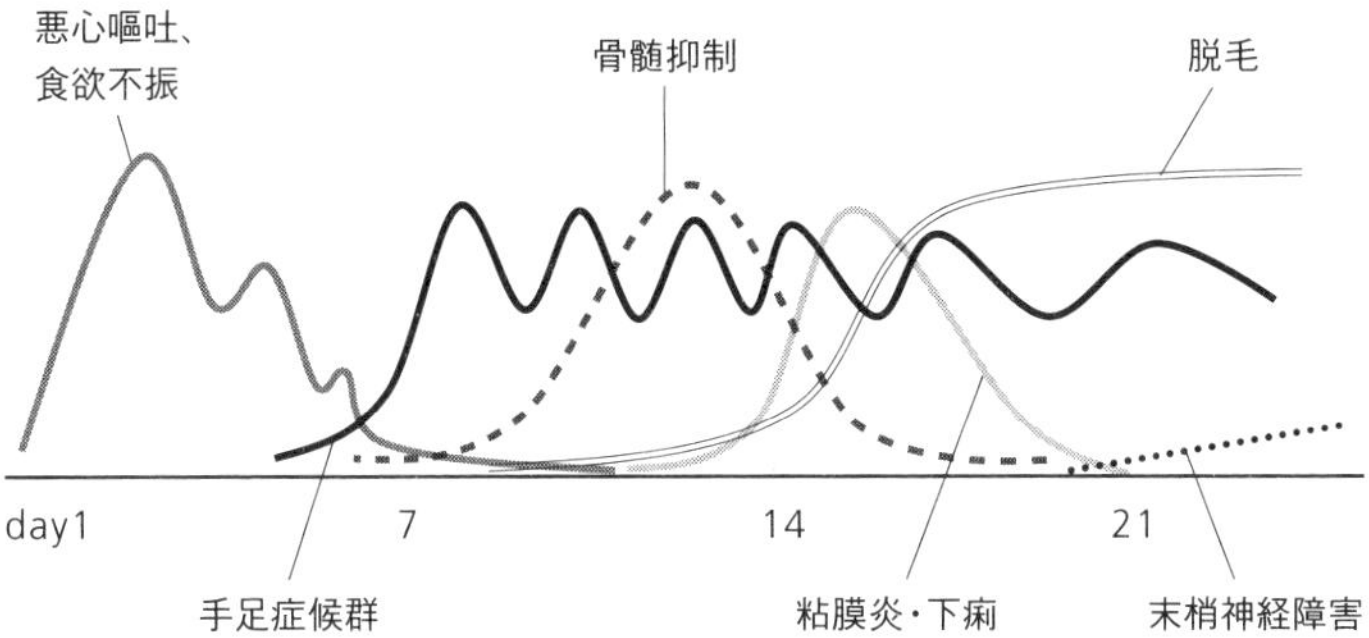

れている患者さんが嘔吐に苦しむ場面が描写されてきましたが、最近では副作用対策の薬の開発によって、「患者さんがベッド上で洗面器をかかえて一日中吐きつづけている」なんて状況はほぼ見られなくなりました（30年前くらいはそういう状況だったようですが……）。しかし、持続する吐き気や食欲不振は、いまだに患者さんを苦しめる副作用のひとつであり、症状緩和が難しいもののひとつでもあります。しかし、これらに対しても、オランザピンなどの薬剤の有効性がわかってきたことで、大幅に改善されてきています。

そして、吐き気や食欲不振の後に出てくるのが、手足症候群に代表される皮膚の症状です。これが7日目くらいから出はじめて、内服抗がん剤を使用している限りはずっと出つづけます。そして、白血球や血小板が低下する骨髄抑制は10～14日目、下痢も多くの場合はこれくらいの時期に起こります。そして脱毛。これも同じくらいの時期に急に始まります。そして最後に末梢神経障害。これは、点滴直後にしびれる感じが出る薬剤もありますが、その後時間経過とともに楽になっていくのが普通です。しかし、点滴治療を繰り返していくごとに、次第にそのしびれが抜けなくなっていき、手や足の感覚が鈍くなっていきます。それが悪化すると、指先の細かい動きができなくなってしまったり、足の感覚が鈍くなることで歩きにくくなってしまったり、といった症状が、後遺症として残る場合もあります。

このように、現在みなさんが向き合っている患者さんがどういった副作用と対峙《たいじ》しているのかについて、ある程度その発生時期と、後遺症として残るものを把握しておくことは大事です。

QOLを落とす副作用「味覚障害」

また、後遺症として残ることが多い副作用のひとつに、「味覚障害」があります。味覚障害は、がんの進行に伴うものや、頭頚部癌《とうけいぶ》と呼ばれる顔や口腔内、喉の周囲に発生するがんでも起こることがありますが、抗がん剤もその原因のひとつになることがあります。そして、抗がん剤治療が終わった後も味覚障害は残りつづけ、「味がおかしくて食べる気がしない」「味を感じないから砂を噛んでいるようだ」などと表現されます。

味覚障害は、すぐにいのちにかかわる副作用ではありませんが、放っておけばQOLを著しく落とし、栄養障害を発生させることで結果的に寿命を短くしてしまうこともあります。しかし、味覚障害そのものを治す薬があるわけではないため、そういう患者さんをみたときには、生活の工夫などで対応していくことになります。

ただ、患者さんが味覚障害を訴えたとき、まず最初にするべきは、「口のなかの観察」です。

先ほど僕は、「抗がん剤の副作用のひとつに味覚障害がある」とお話ししましたが、それを真に受けて、「じゃあ、抗がん剤治療中の患者さんが味覚障害を訴えたら、ぜんぶ抗がん剤のせいなんだな。治療法はないって話だから経過を見るしかないな」と考えてしまうと、治療可能なものも治療できなくなってしまいます。

実際、患者さんは「味覚障害がある」といった訴えの仕方はあまりしません。先ほどのように、「味がおかしくて食べる気がしない」と訴えたとして、それを細かく聞いていくと、「甘味と塩味が鈍い」とか「口のなかにずっと薬の味が残る」といったことがわかってきます。そこで口のなかを見せてもらうと、カンジダ症と呼ばれる「カビの一種」が広がっている状態になっていることがあります。抗がん剤治療は免疫能を落とすことが多いため、常在菌であるカビの一種が異常に増殖して口のなかをおおってしまうことが起こるのです。また、これも抗がん剤の影響で、粘膜炎（口内炎）ができていて、その痛みのせいで食べられないとか、痛みがあるために口腔内をきれいにできず不潔になっている場合もあります。そういった状況では、味覚を正常に感じる力は妨げられてしまいます。これらはいずれも治療可能な病態ですので、適切に治療することでまた食欲が戻ってくる場合も見られます。ぜひ、歯科口腔外科の先生方にも相談してほしいところです。

口腔内を見てみて、明らかな異常が認められない場合には、純粋な味覚障害としてケアの方法を模索していくことになります。このとき、頼りになるのは栄養士さん。どういった味なら食べやすいのかについて、患者さんや家族と一緒に考え、調理や味つけのコツなどを教えてくれます。味覚障害と一口にいっても、すべての味覚が障害されているわけではなく、「塩味だけダメ」とか、「甘味を強く感じすぎる」など、患者さんによってその症状は多彩です。なので、マニュアル的な対応は難しく、一人ひとりにとって最もよい選択肢を考えてくれるのが、栄養士さんだというわけです。

ただ、比較的頻度が高い味覚障害のパターンというのは存在します。そのため、身近に栄養士さんがいる環境ではなく、非専門家としてアドバイスするとしたら、次のような内容を試してもらうとうまくいくことがあります。

・塩味や甘味は、感度が低下または増強される頻度が高い一方で、酸味などは感じやすいパターンが多い。よって、酢の物や発酵食品などであれば食べられることがある。
・原因はよくわからないが、醬油味がダメになる（苦みを強く感じてしまう）パターンがある。よって、和食は全般的に食べにくくなる一方で、洋食、特にマヨネーズやケチャップを使用した料理は食べやすいことが多い（適度な酸味ととろみ感がいいらしい）。

・嗅覚に問題がない場合、出汁の味（風味）が感じられることがある。出汁もカツオ出汁だけではなく、昆布や煮干し、シイタケなど複数の出汁を重ねることで、風味を感じやすくなることがある。

また、味覚障害と直接的な関係はないのですが、抗がん剤治療中の食事の工夫として、次のことをアドバイスしたりします。

・大皿料理をいくつも並べて出すよりも、小分けにして出すことで、心理的に食べやすくなる場合がある。てまり寿司のように、小さく、彩りも美しいことで、「少しだけでも食べてみようかな」となりやすい。
・おかずを何種類も出すより、丼にしたほうが食べやすい、という方がいる。いくつもの皿から選んで食べることは、食欲があるからできることで、そもそも食欲がなければ精神的負担と疲弊が大きい。なので、丼にして「どこを食べても一定の味つけ」になっているものをリズムをつけて食べるほうが、量を食べられたりする（一般的に、食欲が落ちたときに麺類がよいというのも、こういった理由があるのかもしれない）。
・朝昼晩と、定期的にお腹が空かないので、食べられそうなときに食べられるものを常備しておく。バナナやヨーグルト、ゼリーなどは重宝する。
・仮に食事ができなくても、歯磨きや口腔ケアは毎日行う。

＊

さて、今日の講義はいかがでしたでしょうか。

がんの治療と副作用対策は、日進月歩で新しい方法が生み出されていますが、それでもまだ、患者さんたちはさまざまな面でつらい思いをしています。それに対して僕らができることを、これからも考えていきましょう。

講義06

「もう死なせてほしい」と言われたときにどう答えるか

みなさん、こんにちは。

この講義シリーズは全10回ですから、ここでようやく折り返しです。もうお腹いっぱいという方もいらっしゃるかもしれませんが、復路も頑張っていきましょう。

さて、今回のテーマは、患者さんから「もう死なせてほしい」と言われたときにどう答えるか、です。少し重たいテーマになってきましたね。

「頑張りましょう」という言葉

「もう死なせてほしい」と患者さんから言われたとき、多くの人が答えたくなる言葉は、「そんなこと言わずに頑張りましょう」とか、「気をしっかりもって」とか、「必ずよくなりますよ」といったものでしょうか。患者さんに対して「頑張りましょう」と言うべきではない、といった教えが広まってきているから、ここまでストレートな言葉で答える人はだいぶ減ってきているかもしれませんが、これに類する答えを多くの方が返しています。

ちなみに、ちょっと話が脇にそれますが、患者さんに「頑張りましょう」と言うのは、それ自体がタブーということではありませんよ。もともとのお互いの関係性があって、会話の流れがあって、この場面で患者さんが一番求めている言葉が「頑張りましょう」だと判断されることもあります。ただ、それを利用できる場面・関係性はあまり機会として多くない、どちらかといえば失敗するシチュエーションのほうが多いから、一般的には患者さんに「頑張りましょう」という言葉を使うべきではないとされているだけです。「頑張りましょう」の言葉を使うことは、僕自身も実際にあまり多くはありませんが、「この言葉は使ってはいけない」と決めつけてしまうのは単なる思考停止に過ぎませんので、コミュニケーションにおいてはその点をよくよく考えることが大切です。

僕らが仕事で用いるコミュニケーションは、イメージとしては囲碁に近いと僕は捉えています。この講義をお聴きのみなさんのなかには、「囲碁なんてやったことない」「イメージできない」という方もいらっしゃるかもしれませんが、囲碁の盤面と白黒の碁石を並べていくことくらいは想像できるでしょう。囲碁は、指し手が碁盤上でお互いに碁石を置きながら、より多くの陣地を広げていく競技です。単に相手より多くの陣地を奪うだけでなく、「どのような流れで石が並べられたか」も重視されます。その対戦の結果として石が並べられた軌跡の記録は「棋譜」と呼ばれますが、この棋譜自体に美しさが宿っているのだそうです。

それで、僕が「医療や福祉の現場におけるコミュニケーションは囲碁に近い」と言った意図ですが、日常の雑談とは違う、こういった真剣な言葉の応酬の場面には、必ず一定のルール、囲碁でいうところの「定石」があります。先ほどの「患者さんに対して『頑張りましょう』という言葉を用いるべきではない」というのも、この定石のひとつです。ただ、あくまでも定石は定石。この定石は、これまで多くの指し手がつくり上げてきた「成功の確率が高い道のひとつ」ではありますが、なぜその定石が生まれたのかを知れば、その手によって生まれていく道の展開も読めますし、定石を変化させて自分なりのコミュニケーションの道を再構築していくこともできます。

患者さんはもちろんコミュニケーションのプロフェッショナルではありませんし、この対戦の目的は相手を打ち負かすこと（例えば論破すること）ではありません。ベッドサイドや診察室といった盤面でお互いに言葉を置きながら、美しく意義深い棋譜をつくり上げていくことが目的です。もし、その石の置き方を間違ってしまったら、患者さんは絶望して死に至っ

郵 便 は が き

料金受取人払郵便

上野局承認

7119

差出有効期間
令和6年8月31日
まで
（切手を貼る必要
はありません）

1 1 0 8 7 9 0

210

（受取人）
東京都台東区台東3-29-1

中央法規出版株式会社
愛読者カード係行

愛読者カード

がんになった人のそばで、
わたしたちにできること

性　別	男・女・他・無回答	年　齢	歳
ご職業	（職種等：　　　）		

★本書を何でお知りになりましたか？

① SNS（媒体：　　　）
② インターネット（媒体：　　　）
③ 書店で見て
④ 雑誌（雑誌名：　　　）
⑤ 新聞（新聞名：　　　）
⑥ 弊社のホームページ
⑦ その他（　　　）

★本書の購入を決めた理由を教えてください（複数回答可）。

① 著者に興味があるから
② 書名にひかれたから
③ 内容に興味があるから
④ その他（　　　）

★本書についてのご感想、ご意見をお聞かせください。

寄せられたご感想・ご意見は、個人が特定されないよう配慮したうえで、弊社ホームページや SNS に掲載させていただく場合がございますのでご了承ください。

てしまうかもしれない。それくらいの危機感をもちながら、この盤面に一つひとつ言葉を置いていく必要があるのです。

そういったときに、相手が置いてきた言葉とそれまでの流れに対して「頑張りましょう」が最も適切な言葉であるという場面はありますよ、というお話でした。

「もう死なせてほしい」への答え

脇道がずいぶん長くなってしまいましたが、では、こういったコミュニケーションの盤面に「もう死なせてほしい」という言葉が置かれたときに、どういった言葉を置き返すのが「定石」なのでしょうか。医師や看護師の教科書や国家試験では、こういった場面では「死にたいと思うくらい、おつらいのですね」と返すことを正解、つまりは定石として取り扱っていることが多いのですが、ことはそんなに単純なのでしょうか。

まず重要なことは、この「もう死なせてほしい」の言葉がどれくらいの重みをもっているのかを判定することです。

高齢者とかではよくあることですが、「早くお迎えが来ないか」「もういつ死んでもいいんだ」を口癖のように毎日つぶやかれる方がいらっしゃいます。それは、その方なりのもうすぐ来る死に対する覚悟であったり、ある種の諦めであったり、またさみしさの表現のひとつであったりするので、あながち冗談ともいえないのですが、多くの場合はそう言ってはいても日々をそれなりに生きていこうとされていますし、実際に死に直面したりすれば、多くの方が「きちんと治療をしてほしい」と望まれます。

なので、僕がこういったニュアンスで「もう死なせてほしい」と言われた場合には、「そうですね、なかなかお迎えが来ないですかね」などとお返ししつつ、本人の反応をお伺いする形などをよくとっています。

一方で、がんの終末期における「もう死なせてほしい」については、ある程度切羽詰まった状況でおっしゃっていることも多くなってきます。「もし日本でも安楽死制度があれば、今すぐにでも利用させてほしい」「今日の夜眠りについたら、明日には目が開かなければいい」という意味で、「もう死なせてほしい」の言葉を用いていたりします。

そのようなニュアンスで言葉が置かれたときには、こちらもその重さに応える形で態勢を整えなければなりません。ここで重要となるのは、「すぐに答えを返そうとしないこと」です。「もう死なせてほしい」と真剣に問われた場合、それはどのような意味であっても、広く捉えれば「助けてほしい」という訴えには違いないため、「早く、何かこの方の救いになる言葉を」と一手打ちたくなるでしょうけれども、そこでひと呼吸深く息を吸う余裕が必要なのです。

それはなぜかというと、こういった重たい問いに対して即答で返すと、どうしても「軽い感じ」がしてしまい、盤面のバランスが一気に悪くなるからです。抽象的な表現でわかりにくいかもしれませんが、例えばベッドサイドでそのような発言が患者さんから出たという場面を設定して、その際にどう行動すればよいかを考えてみましょう。もちろん、唯一絶対の正解があることではありませんが、僕だったらまずベッドサイドに腰かけて、「それは……。どうしてそのように思われたのですか？」と問うでしょう。このときの「問い」は、決して尋問調であってはなりません。普段の問診で尋ねるような調子でもまだ強い。ここで示すべきは、「いま、私はあなたの話を真剣に聞こうとしていますよ。あなたの苦悩に対し、少しでもともに過ごそうと思っていますよ」という態度です。患者さんの重たい問いかけに対して即答すべきでない最大の理由は、そこで会話を終わらせようとする意図が相手に伝わってしまうからなのです。

「もう死なせてほしい」なんて問いかけは、誰にとっても重たく苦しいでしょう。その重たさや苦しさは、多くの人にとって不快で、一刻も早く手放したいものです。だから、何か「答えらしきもの」を告げて、とりあえず自らが抱える不快を手放そうとして行動してしまう。これは患者さんのためではなく、自分のための行動であり、それを、患者さんは敏感に見抜いてしまうんです。結果的に、「自分のことを真剣に考えてくれる人なんて誰もいない。この医者も、普段は『一緒に頑張りましょう』なんて調子のいいことばかり言っているけど、いざとなったらこうやって私から逃げるんだな」と、患者さんを孤独にさせてしまうということです。

だからまず、「逃げない覚悟をすること」「自分を守るためではなく、患者さんにとってよい言葉を探すこと」を念頭に置いて、「私はあなたの味方である」というメッセージを全身で表現することが、スタート地点になります。そのうえで、いろいろと会話をしていくことで、患者さんが何か自らを救う言葉を自ら生み出してくれるかもしれませんし、医療福祉職側が言った一言でハッと目が覚めるような瞬間があるかもしれません。ただそれは、そういった結果になればよかった、くらいのもので、そのゴールに辿《たど》り着くことを目標にする必要はありません。「もう死なせてほしい」と言う患者さんに対して、明確な答えを導き出さなくてもよいのです。

ポジティブ・ケイパビリティ――脳は安定を求める

明確な答えを出さずに、「もう死なせてほしい」と言う方の傍らに居つづけるっていうのは、実践してみるとわかりますが、かなりしんどい行為です。それは、本来の脳の働きを曲げるようなことだからなんですね。脳は、わからないものをわからないままにしておくこと、答えが出ない曖昧な状況に耐えることは、あまり得意ではないのです。さらに、医療者（だけではなく日本人全般にいえることかもしれませんが）は、幼い頃から「与えられた問いに対してできるだけ短時間で正確な答えを出す訓練」をずっと繰り返してきていますから、いまさら「答えを出さないで曖昧な状態のまま耐えろ」と言っても難しいかもしれません。

この、「答えを出さずに曖昧な状態に耐える力」のことを、「ネガティブ・ケイパビリティ」と呼びます。日本語では「負の力」とか「負の能力」という言い方をすることもあります。

それに対して、「正解をできる限り早く導き出す力」は「ポジティブ・ケイパビリティ」といわれます。

ポジティブ・ケイパビリティを理解するために、ちょっとしたエピソードをお話しします。作家の開高健さんが講演のなかで、「世界で一番偉大な言葉を発見したのは誰か」という問いをしたことがあります。それに対し開高さんは、「それは、『ライオン』という言葉を見つけた人だ」と答えました。その心は何でしょうか。曰《いわ》く、ライオンという生きものは古来、人や家畜を襲って捕食する獰猛《どうもう》な「何か」であったと。夜の闇に紛れてうごめき、気がついたときには命が奪われているという「おそるべきもの」であったと。しかし、その「おそるべき何か」に対し、「あれはライオンというネコ科の哺乳類だ」と名前をつけ、分類できるものに変換した時点で、私たちにとってライオンは、その本質は何も変わっていないにもかかわらず、脳内では「コントロール可能なもの」に変換され、人間が取り扱えるものに変わっていったんですね。

ここで語られていることは、そもそも人の脳というのは、「わからないもの」「理解できないもの」に対して本質的に恐怖を覚えるということであり、その不快感を避けるために、「名づけ」を行うなどして「解決可能なもの、コントロール可能なもの」に変換し、安定化させることを本能的に行って、生活を安定させてきた歴史があるわけです。

同様のことは「死」に対しても取り組まれ、理不尽に人の命をもち去っていく「死」を「コントロール可能なもの」にしようとしたことで発展したのが医学であり、せめて「理解可能なもの」にしようと考えたのが宗教であるといえます。宗教は、教義ごとに死の意味づけや死後の世界を物語やビジュアル（ステンドグラスや絵巻物）にすることによって、「死」をわけがわからないものから理解可能なものに落とし込もうとしてきました。

もちろん、医学も宗教の力をもってしても、死が生者にとって取り扱い可能なものとなっているのかと問われれば、そうは思いませんが、少なくとも現代において、死の恐怖に日常的に苛《さいな》まれるような事態を回避することには成功しているのではないでしょうか。ただそのぶん、老いや病によって死が眼前にちらつくようになると、人は容易に不安に陥ってしまうのかもしれませんが。

このように、脳は本能的に安定を求めるもので、その能力を高める方向に人間は進化してきました。その能力こそ、現在ポジティブ・ケイパビリティと呼ばれるもので、何か課題が発生したときに、的確かつ迅速に「解決する」能力が求められてきたといえます。

ポジティブ・ケイパビリティとネガティブ・ケイパビリティ

一方で、先ほど述べたネガティブ・ケイパビリティは、19世紀の詩人ジョン・キーツが最初に提唱した概念で、作家で医師の帚木蓬生さんは、著書『ネガティブ・ケイパビリティ 答えの出ない事態に耐える力』(朝日新聞出版)のなかで、

ネガティブ・ケイパビリティ(negative capability 負の能力もしくは陰性能力)とは、「どうにも答えの出ない、どうにも対処しようのない事態に耐える能力」をさします。

あるいは、「性急に証明や理由を求めずに、不確実さや不思議さ、懐疑の中にいることができる能力」を意味します。

と述べています。

先に述べたように、「死」の概念ひとつとっても、ポジティブ・ケイパビリティによって「解決できる」類のものではありません。それと同じように、世の中においては、簡単には理解や解決のできない課題が山のようにあり、それに対してポジティブ・ケイパビリティで立ち向かっていこうとすれば、燃え尽きてしまうか逃げ出すか、または「この程度でいいだろう」と、本質的な問題に届かないような表層の理解と解決策の提示によってお茶を濁すのみになるでしょう。

その「解決できない不安定な状態」、つまりは「脳が本能的には不快と感じる状態」のなかでも耐えられる力こそが、ネガティブ・ケイパビリティなのです。

ネガティブ・ケイパビリティの話をするときに思い出されるのが、ある医師の談話のなかで語られていたこと。ある教授二人が、医局の片隅で趣味の話に没頭していたと。その内容を傍らで聞いていた若い医局員がいたのですが、教授二人の会話がどうにも結論が出ずにまどろっこしい。というのは、片方が「○○はAのやり方がいいと思うんだ」と言うと、もう片方が「いやいや、○○についてはBだよ。Aの考えは古いんじゃないかな」と返し、「いやいやいや、新しいもの好きの君らしいけれども、その考えはね……」と延々と会話が続いていたのだと。そこに、その医局員がよかれと思って「先生方のお考えを伺っていると、それは△△の理論を適用すると××の結論となるのではないですか」と口を挟んだところ、両教授とも興ざめという顔をして医局員を睨《にら》み、「君はなんて無粋なことをするんだ。私たちはこの『結論の出ない会話』を楽しんでいたのに、どうして君はそれを終わらせようとするんだ」と怒られたというのです。教授になるほどの先生の高尚な趣味はわからない……といった笑い話のオチがつけられていたかと思いますが、ネガティブ・ケイパビリティとポジティブ・ケイパビリティを比較するうえで、このエピソードは非常に興味深いものです。おそらく、医局員がポジティブ・ケイパビリティを発揮して出した答えなど、教授たちはとっくの前に辿り着いているものなのだと思います。それを双方わかったうえでなお、「答えの出ない対話」を続けること自体に意味を見出し、また、表層的な理解や対立を超えたところにある深淵なる真理に辿り着けるかもしれないという、知的興奮の一端を感じていたのかもしれません。その妙が、ポジティブ・ケイパビリティに毒され切っている周囲には理解できなかったのでしょう。

さて、話を戻して患者さんに「死にたい」と言われたとき。

すぐに問題を解決しようとする立場からは、「抗うつ薬だ」「精神科受診だ」と騒ぎ出すことになりかねませんが、ネガティブ・ケイパビリティを意識できれば、その患者さんのベッドサイドに答えを出さずに居つづけることもできます。次の日も患者さんは「死にたい」と言うかもしれません。でも、今日と同じ日が明日も続くのだとしたら、それは悪いことではないのではないか、とも考えられます。そこで初めて、「死にたいと思ってしまうくらい、おつらいのですね」との言葉を盤面に置ける余地が出てくるかもしれません。つまり、「おつらいのですね」は本来、これからネガティブ・ケイパビリティを発揮していくための入口の言葉に過ぎないにもかかわらず、医師国家試験の模範解答にもなってしまうような言葉だからこそ、それが「この場面での正しい答えなのだ」と勘違いされてしまっています。現場で、腰が据わっていない状態で「おつらいのですね」と口にして初めて、その空虚さに気づくのですが、時すでに遅しなんですよね。

緩和ケア医の新城拓也医師は、ご自身のブログで次のように書かれていました。[1]

僕は最近精神科や緩和ケアの領域でよく言われている「ネガティブケイパビリティ」（事実や理由を性急に求めず、不確実さや不思議さ、懐疑の中にいられる能力）を知っていても良いと思うのですが、自分の仕事に採用することを否定しています。医療に関わるなら何か役に立つことを考え続けなくてはなりません。

「どうせ何をしてもどうにもならない、だから最初から『ネガティィブケイパビリティィ』耐える力を蓄える」というこの考えはある種の麻薬です。何もしないことを、何もできないことを肯定しますし、またこのような考えは、能力の低い医師の不勉強と訓練不足を肯定してしまいます。

ネガティィブ・ケイパビリティィが取り上げられるとき、「どうせ何をしてもどうにもならないから……」といったような考え方が主流になっているのだとしたら残念なことです。少なくとも、「何もしない、何もできないことを肯定する」は、ネガティィブ・ケイパビリティィとはいえないのではないかと思います。「何もしないことを、する」は、緩和ケアで用いられる手段として重要なことではありますが、それはあくまでも「問題の特定の解決法を示している」という意味で、「曖昧さに耐える」とは逆でしょう。

僕はネガティィブ・ケイパビリティィがあるからこそ、答えのない苦しみに苛まれる患者さんの傍らで粘り、最期まで何か役に立つ方法を探しつづけていけるのではないかと考えています。「答えはないんだ」という「答え」に容易に飛びついてしまうような医療福祉職は、そもそもネガティィブ・ケイパビリティィという考え方に至らないのではないかとも思います。

ネガティィブ・ケイパビリティィという概念を理解し、実践することは、脳の本能的な働きに抗《あらが》う面があり、そもそも認識すること自体に難しさがあります。「ネガティブ・ケイパビリティとは例えば『終末期の患者に対して（何をしても無駄なので）何もしないこと』を肯定すること」と捉えられるのでは、という新城医師の懸念も、ネガティブ・ケイパビリティという概念そのものを簡単にインストールした気になってしまう医療福祉職がいるかもしれない、というところから来ているのではないかと思います。

ネガティブ・ケイパビリティとメタ認知

今日、この講義をお聴きになっているみなさんのなかには、ネガティブ・ケイパビリティという概念を知るだけでも救われたり、目が開くような思いをする方も多いのではないでしょうか。解決できない問題は、緩和ケアの現場に山のようにあります。そうしたなかで、「私には何もできない」「私は無力だ」と思って落ち込むのではなく、「何もできなくても患者さんのそばに居つづけてください。それでいいんですよ」と言ってもらえるような気になるから。

ただ、ひとつ僕が難しいと思うのは、ポジティブ・ケイパビリティを発揮しようとする「脳の本能」に抗うことは本質的に困難であるということ。つまり、僕たちは気づかないうちにポジティブ・ケイパビリティを発揮して、患者さんとの対話を「結論づけようとしていないか」ということです。

そのときに必須のスキルとして、「メタ認知」があげられます。

メタ認知（metacognition）とは、頭のなかに「もう一人の自分」がいて、自分をまるで外から見ているように客観視することです。メタというのは「より高次の」という意味ですので、「認知している自分」をより高次から認知している、ということになります。例えば、「もう死なせてほしい」と言う患者さんを前にして感情が大きく動くとき（極端なところだと、「じゃあもうすべての治療を打ち切って死なせてあげたほうがいいんじゃないか」という気持ちが医療者の脳裏をかすめたとき）、「この感情はどこから発生しているんだろうか？」という冷静な言葉を「もう一人の自分」から引き出せる、ということです。さらに、「これ、私はこの患者さんの感情に巻き込まれてしまっているな」「私自身はいまどんな気持ちかな」「私もいま『つらい』と思っているけど、この『つらい』はどこから来ているのかな」と自分を分析することにつながるわけです。マンガとかで「心のなかの悪魔が……」と言って悪いことをしてしまう場面がありますが、あれはいうなれば、「もう一人の自分」をコントロールできていない、という状態かもしれません。

ちなみに、このメタ認知は、生まれもったセンスとか超能力みたいなものではなく、後天的に習得して鍛えることができる能力です。

よく考えてみてください。本当は誰しもが無意識下で日常的に、「もう一人の自分」と対話しているはずなのです。例えば、恋人に振られたときに、「苦しいなあ」「あのときあんなこと言ったのが悪かったかな」「もう彼/彼女ほどの人には一生出会えないよ」とか、いろいろと考えますよね。そこで、その思考を進めて、「苦しい苦しいって自分は思っているけど、なんでこんなに苦しいのかな」「苦しいって思っていたけど、自分で自分を苦しめなくてもいいんじゃない?」「彼/彼女よりいい人はいないと思っていたけど、それってなんでだろう。思い込み?」と考えるようになれば、「苦しいと思っている自分」を客観的に外から見る「もう一人の自分」が明らかになってくるのです。

これを現場で訓練していくためには、とにかくすべてのことを「なんで?」と疑ってみることから始めてみましょう。一番いいのは、患者さんや同僚に何らかのネガティブな感情を抱いたときです。例えば、「あの患者さん、毎日わがままばっかりで、私がいくら説明しても病棟のルールを守ってくれないとんでもない人だ」という怒りの感情があったとします。

普通なら、「本当に腹立つわ！」と周囲の同僚に悪口を言ったり、ヤケ酒を飲んだりしておしまいです。でも、メタ認知の訓練では、「私があの患者さんに『怒り』をもっているのはなんで？」「そもそも患者さんがそんなにルールを破るのはなんで？」「それに対して私は『従わせたい』と思っているけど、それはなんで？」と考えていきます。それで考えて出てきた答えが合っているとか間違っているとかは、とりあえず気にしなくてよく、その「もう一人の自分を見つけて対話するプロセス」こそが大事だと思ってください。

「もう一人の自分」を少しでも意識できるようになれば、患者さんや他の医療福祉職と話をしていくなかで、「患者さんの苦しい訴えを聞いた自分はどんな反応をしているかな」「いま自分が話していることは、自分の立場や感情に支配されていないかな」「エビデンスと経験、科学と感情、どれに比重を置いて話しているかな」というのをモニタリングできるようになります。また、自分を客観的に見られるようになるので、「自分にはもしかしたらこんな強みがあるのかもしれない」という気づきを得る機会が増えて、アイデンティティの構築や自己効力感を高めるのにも有効だといえます。

本当は、最初のうちはメタ認知を指導してくれる人がいるのが理想ではあります。普段「なんで？」と考えない人にとっては、あらゆる場面で「なんで？」と考える習慣がそもそもありませんし、基本的には面倒くさいものだからです。指導者から厳しく「なんで？」と指導されていると、自分がやることなすことすべてに「なんで?」の声が聞こえてくるわけです。そうして習慣化すると、結果的に「もう一人の自分」の存在に気づいて対話をする習慣もできてきます。みなさんも、ぜひ「もう一人の自分」を意識して、「なんで?」を問うことを習慣化してみてください。

メタ認知は理解することがなかなか難しい概念ですが、例えば日本でも、古代からその概念は共有されてきました。「初心忘るべからず」の言葉を残した室町時代の能楽師・世阿弥が『花鏡』のなかで示した「離見の見」です。世阿弥は能(猿楽)の役者ですが、舞台で演じているときに自分が舞いたいように舞っているだけでは、実は客は引いているのに自分は満足、という事態に陥る可能性があることに気づきました。そこで世阿弥は「離見の見」という言葉で、舞台上で演じている自分自身の意識とそれを客席から客観的に見る「もう一人の自分」を同時にもっておけ、自分自身は演じることに専心しながら離れて見ている状態もつくっておけ、と説いたのです。

そもそも、緩和ケアの現場に立つうえで、メタ認知はケアの質を上げる意味でも、また、自らの心を守るためにも、絶対に身につけるべきものではあるのですが、ネガティブ・ケイパビリティを発揮する際にはこのメタ認知を活用し、「自分の脳の意向の赴くままに結論を急ごうとしていないか」という観点から、自らの言動をリアルタイムで客観視しなければなりません。そのうえで、「いまここは性急に結論を出すのではなく、ただ同じ時間を過ごし、苦しみを『見つづける』ことが最善なのだろう」と、耐える言葉をメタな自身から告げてもらう必要があるのです。

日薬と目薬

先にも取り上げた帚木蓬生さんは、その著書のなかで、ネガティブ・ケイパビリティの意義について、「日薬」と「目薬」という表現を用いて説明しています。

「日薬」というのは、すぐには解決できない問題について、週単位、月単位、年単位で付き合っているうちに、「結果的に」何とかなっている、というもの。これは、問題を先送りにして時が過ぎるのを待とう、という意味ではなく、「課題がそのまま残っていたとしても、とりあえず破綻せず、何とかバランスを保てている状態なのをアセスメントして、そのまま来週も会いましょう、その次の週も会いましょう、そしてまた……」と時間を重ねていくうちに、結果的にその課題に押しつぶされることなく何とかなっている、という状態だと僕は解釈しています。

そして「目薬」とは、点眼薬のことではなく、「あなたの苦しい姿は、傍らにいる私がこの目でしかと見ています」の意味です。ネガティブ・ケイパビリティは先にも述べたように、「解決しない＝何もしない」ではありません。そうではなく、「苦しみとともに過ごそうとしているあなたの時間のほんの一部だけど、私はあなたと時間をともに過ごしますよ。そして、あなたの行く末も、私は見つづけますよ」という一種の「承認」をここではしているのです。人は、一人では歩くことはできません。ともに歩んでくれる人がいる、自分を見守りつづけてくれる人がいる。その信念があるからこそ、人は苦難のなかを歩きつづけられるのです。

＊

「もう死なせてほしい」と言われたとき、僕たちは動揺し、「何かしないと」「何か答えないと」と焦りがちです。しかしそれは、僕たち自身の心の苦しみから生み出されるものであって、患者さんのためのものではありません。そのことをしっかり肝に銘じて、焦らずに深呼吸をして、まずはベッドサイドに座ることから始めましょう。
脳は曖昧な状況に耐えることに抗おうとしてきますが、この講義を聴いたみなさんは、その本能の奴隷にならず、目の前の患者さんの苦しみを見つづけることに心を尽くしてほしいと願っています。

参考文献

1　Dr.Takuya の心の映像（image）. 2021/9/19：http://drpolan.cocolog-nifty.com/blog/2021/09/post-bf5b2e.html

講義07

死の直前の状態を知る

みなさん、こんにちは。

この講義もいよいよ7回目ですね。ここまでくると、この講義をお聴きになってきたみなさんも、「がんになるってどういうこと?」についてだいぶわかってきたような気がするのではないでしょうか。

ただ、僕はまだ大切なことを話していませんよね。そうです、「死」についてです。

前回の講義では、「もう死なせてほしい」と言われたときの答え方については取り上げましたが、実際に人が亡くなっていくその直前に何が起きるのか、そしてそのときに周囲はどうすればよいのか、といったテーマを今回の7回目、そして次回8回目で取り上げていこうと思います。

余命は予測可能なのか？

さて、ではまず「余命は予測可能なのか？」について取り上げましょう。

どう思いますか？　みなさんは、「医者であればきっと正確な余命がわかるに違いない」と思われているかもしれません。確かに、医療ドラマとかでは医者がすごく深刻な顔をして、「あと、もって3か月です」と言う場面がよく出てきますよね。ただ、実際の現場ではそんなにきっぱりと余命を告げることなんてありませんし、そもそもそんな乱暴な言い方しないでほしいなあと、個人的には思っています。

「医者の余命予測がどれくらい当たるか？」については興味深い研究がいくつもあって、医者は基本的に長めに（楽観的に）見積もることが多いとされています。[1,2] 実際の数字として、医師が見積もった余命の数字（中央値）が75日、患者に伝えた余命が90日、そして実際の余命は26日であった、という報告もあります。[3] 普段からたくさんの死にゆく患者さんたちに接している緩和ケアの専門医ですら、正確に余命を見積もることができたのは35％に過ぎず、

図表07-1　緩和ケア専門医の余命の予測

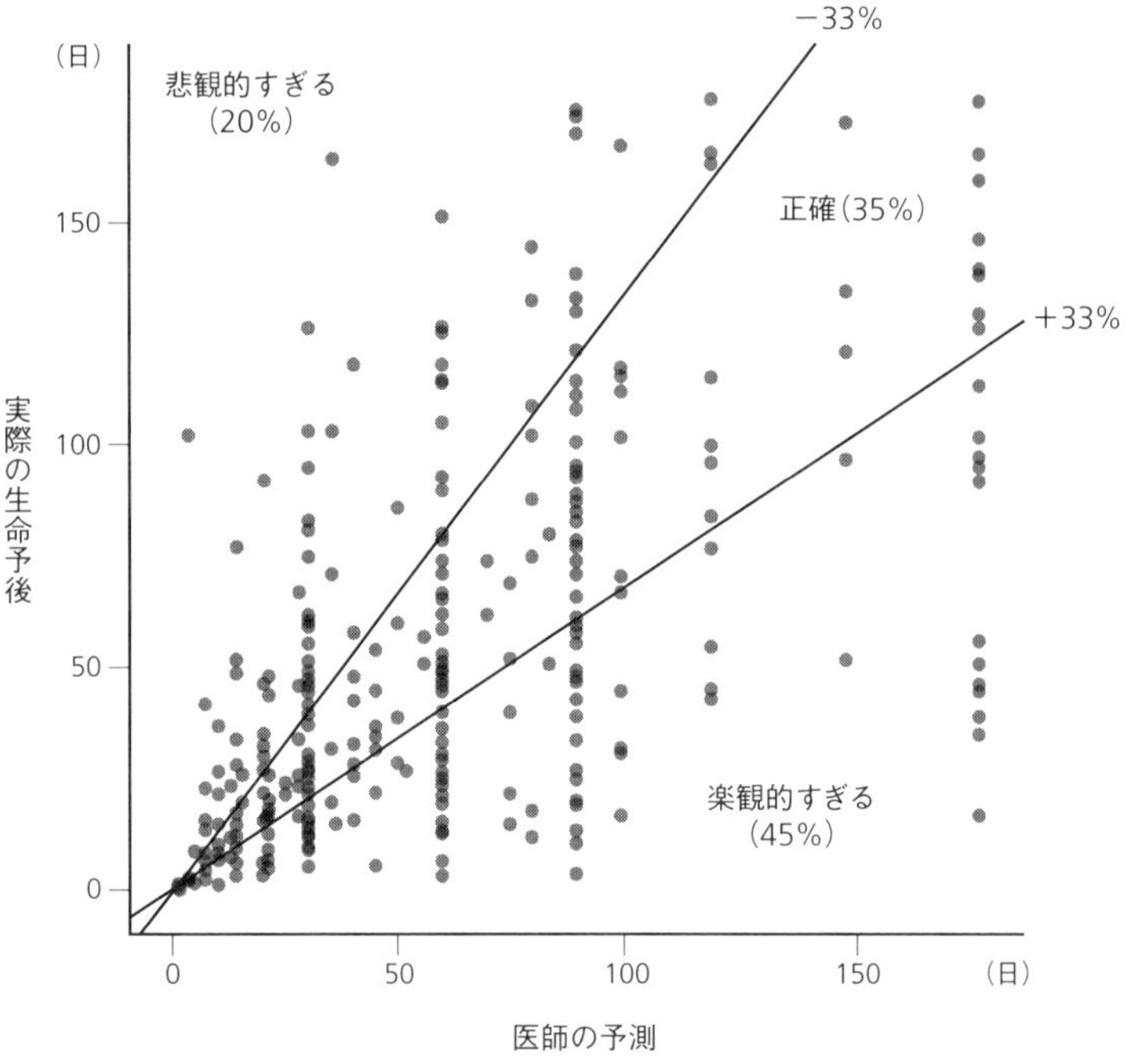

出典：Amano K, et al. The Accuracy of Physicians' Clinical Predictions of Survival in Patients With Advanced Cancer. J Pain Symptom Manage 50(2):139-146. 2015.
森田達也. 進行がん患者の予後予測指標の全体像と今後の展望. 緩和ケア 26(5): 323-327. 2016.

長めに見積もるケースが多かったことが示されています（図表07-1）。[45]
専門家でも、これだけ余命の予測にばらつきがあるのですから、それ以外の方が正確に予測をするなんて不可能に思いますよね。

人の死の前に感じる「何となくの違和感」

でも、長いこと緩和ケアの専門家をやっていると、「それでも死の数日前にはちょっとした違和感を感じるよね」というのはあります。おそらくは、介護施設で働いていて、人の死に何度も接したことがある方も同じように感じられているかと思います。

僕は以前にSNSで、「みなさんが人の死の前に感じた、ちょっとした違和感について教えてください」というテーマでアンケートをとったことがあったんですね。そしたら、とてもたくさんのご意見をいただきまして。それがとても興味深かったので、まずはそれらをご紹介しようと思います。

学術的に「こういった徴候があれば死が近づいている」というのもあるので、それも後からご紹介はしますが、「あれ、この方、元気そうに見えるけどいつもとちょっと違う……」とか、「なんだか生気が抜けていっている感じがする」なんてことは学術論文に書けないわけじゃないですか。まったく客観的じゃないから。でも、実際にはそういう「主観的に感じられること」ってけっこう大事にしたほうがいいと思うんですよね。客観的指標と主観的な感覚の両方を働かせることで、より正確な状況の把握ができるんじゃないかなと思っています。

では、ＳＮＳで集めたご意見を、「匂いが変わる系」「空気が変わる系」「性格が変わる系」「容貌が変わる系」の四つに分類してご紹介していきます。

●匂いが変わる系

まず、圧倒的に多かったのが、「匂いが変わる系」の違和感です。

例えば「飴を煮詰めたような甘い匂い」っていうのが比較的多く見られました。決して嫌な匂いというわけではなく、鼻の奥が重くなる感じの匂いなのだそうです。他に多かったものとして、「線香の匂い」というのもありました。僕はあまりこれらの「匂いが変わる系」は感じたことがないのですが、確かに「死の匂い」というのはある気はします。それこそ言葉で表現するのは難しいのですが……。

嗅覚は人の記憶に残りやすい感覚ともいわれていて、その部分の感性が強い方だと、この「匂い」というところで違和感を感じやすいのかもしれません。

●空気が変わる系

次に、「空気が変わる系」も見ていきましょう。こちらも寄せられたご意見が多いジャンルでした。

空気が変わるというと、「どういうこと?」となるかもしれませんが、「その方を取り巻く空気が変わる」といったものなのですよね。例えば、「いつもと変わらず横になっているのだけど、いつもよりも『薄く』感じられる」とか、「輪郭がぼやけて見える」とか。存在が薄くなったように感じられるようで、亡くなった後から「そういえばあのとき……」と気づかれる場合もあるようですね。

他にも、

・ある日からその人らしさが消える

・生気が抜けている感じ
・目から生気が薄れ、なんだか白っぽく見える
などもありました。

また、その方がいる部屋の空気に言及されている方もいて、「空気の流れが変わる」とか、「その部屋だけ静かになる」とかいうのもありました。

●性格が変わる系

さて、次は「性格が変わる系」です。

これもなぜかはわからないのですが、亡くなる直前になると、急に「いい人」になるパターンがけっこうあります。これまで奥さんに一切感謝の言葉を言わなかった頑固おやじが「本当にありがとう」と言い出したり、冗談を言うような関係ではなかったのに突然言いはじめたりとか。

他にも、
・家族に冷たかった人が、「また明日も会えるよね」とさみしそうに手を振る
・後悔したこと、幸せだったこと、家族に伝えたいことを話しはじめる
・娘や息子がどこにいるか、ちゃんとご飯を食べているか等を心配しはじめる

などもあります。

ちなみに、「性格が変わる」とはちょっと違うのですが、「ずっと会話ができない状態（意識不明）だったのに、突然意識が清明になって会話を始めた」というのも時々ですが観察されます。これは「中直り現象」と呼ばれていて、死の直前に急に元気になったように見える、という現象のこと。これも知っていると知らないとでは大違いで、知らないで「中直り」を「元気になった！」と勘違いすると、「このまま安定すれば退院できるかもですね」なんて家族に不用意な発言をし、後に顰蹙《ひんしゅく》を買うことになってしまいます。

「中直りは仲直り」ともいわれていて、この時間は神さまが与えてくれた奇跡の時間なんだから、その機会を大切にして家族と一緒に最期の言葉を交わす時間にしたほうがいいのですよね。回復なのか中直りなのか、経過をよくよく観察していれば見分けはつくはずですが、人間というのは期待してしまう生き物ですから、意識が戻って喜んでいる家族に向かって「きっと明日にはまた意識がなくなる」「死が間近に迫っている」とは言いづらいですよね……。それが一番悩ましいところです。

●容貌が変わる系

話が少しそれましたが、最後に「容貌が変わる系」についてもまとめておきましょう。

その特徴として、例えば、
・目線がなんとなく合わない
・一点を見つめている時間が増える
・ボーッと目が開いたまま
・頬骨が出てくる
・血色が悪い（白かったり黄色かったり）
・顔が土気色になる
などが見て取れることがあります。

ここでもうひとつ注意しておかなければならないのは、60歳以下の比較的若い方と、それ以上の高齢の方では、この「最期に起こること」の経過や変化も異なる傾向にある、ということです。高齢の方だと、予備能力やもともとの筋力などが弱いためか、早いうちに寝たきりになり、いわゆる老衰型の経過、つまり食事や水分が摂れなくなり、眠っている時間が長くなって、そのうちに息が止まる……という経過を辿《たど》ることが多いのに対し、若い方だと亡くなる前日まで歩けたり、食事を摂ったりも可能、というパターンに往々にして遭遇します。見た目には元気そうなので、「まだ大丈夫かな」などと家族と話していたりすると、数時間中に急激に意識が悪くなって亡くなってしまう……なんてことがあるから注意が必要です。そもそも若い方の死は、遺された家族にとって悲嘆が強くなりがちなのに、このような突然死っぽい経過を辿ってしまうと、亡くなった後に不必要な後悔を家族に与えてしまうことがあります。なので、若い方の終末期をみる場合にはより一層、これまで紹介してきたような「ちょっとした違和感」をキャッチできるように日々心がけておく必要があります。個人的には「ボーッとしている時間が増える」「ほとんどの会話はいつもどおりなのに、時折酔っているような応対が見られる」といった徴候が見られるようになってくると、数日以内に最期を迎えるパターンが多いような印象があります。

研究ではどうなっているのか？

ではここからは、実際に余命を予測するのによく用いられるツールをご紹介していきましょう。

先ほど僕は、「死にゆく方をたくさん診ている緩和ケアの専門家でも、余命を正確に予測するのは難しい」という話をしましたよね。それは、当の緩和ケアの専門家たちもわかっていたことなので、彼らは「なるべく正確に余命を予測できるツール」の開発をこれまで繰り返してきたのです。

その結果、年単位で余命を予測できたり、血液検査のデータなども用いてより客観的に余命を推し量ったりするプログラムも出てきました。しかし、これらのツールは入力するためのシステムがやや煩雑であったり、患者さんの血液を採取しなければならなかったりといった手間があり、日常的に使用するには難しいことも事実でした。

そこで、ベッドサイドでも簡単に余命を推し量れるツールとしては、昔からのものではあるのですが、「PPI（Palliative Prognostic Index）」が最も使いやすいように思います。日本で開発された余命予測の指標としてのPPIは、PPS（Palliative Performance Scale）（図表07-2）、経口摂取の低下、浮腫、安静時呼吸困難、せん妄から得点を算出するものです。合計得点が6より大きい場合、患者が3週間以内に死亡する確率の感度、特異度は80%および85%であると報告されています（図表07-3）[6~8]。

その後、PPIに含まれる「せん妄」の判断がやや複雑なため、せん妄を「他人との会話能力の不明瞭さ（ややつじつまの合わない会話しかできない）」に置き換えたsimplified

図表07-2　Palliative Performance Scale（PPS）

<table>
<tr><th></th><th>起居</th><th>活動と症状</th><th>ADL</th><th>経口摂取</th><th>意識レベル</th></tr>
<tr><td>100</td><td rowspan="3">100%
起居</td><td rowspan="2">正常の活動・
仕事が可能
症状なし</td><td rowspan="4">自立</td><td rowspan="2">正常</td><td rowspan="4">清明</td></tr>
<tr><td>90</td></tr>
<tr><td>80</td><td>何らかの症状あるが
正常活動可能</td><td rowspan="6">正常
or
減少</td></tr>
<tr><td>70</td><td rowspan="2">ほとんど
起居</td><td>明らかな症状あり
通常の仕事困難</td></tr>
<tr><td>60</td><td>明らかな症状あり
趣味・家事困難</td><td>時に介助</td><td rowspan="2">清明
or
混乱</td></tr>
<tr><td>50</td><td>ほとんど
座位or臥床</td><td>著明な症状あり
どんな仕事も困難</td><td>しばしば介助</td></tr>
<tr><td>40</td><td>ほとんど
臥床</td><td>著明な症状あり
ほとんどの行動制限</td><td>ほとんど介助</td><td rowspan="4">清明
or
傾眠±混乱</td></tr>
<tr><td>30</td><td rowspan="3">常に臥床</td><td rowspan="3">著明な症状あり
いかなる活動も
行うことができない</td><td rowspan="3">全介助</td></tr>
<tr><td>20</td><td>数口以下</td></tr>
<tr><td>10</td><td>口腔ケア
のみ</td></tr>
</table>

出典：Anderson F, et al. Palliative performance scale (PPS): a new tool. J Palliat Care 12(1). 5-11. 1996.を一部改編

図表07-3　Palliative Prognostic Index（PPI）

Palliative Performance Scale	10 - 20	4.0
	30 - 50	2.5
	≧60	0
経口摂取＊	著明に減少（数口以下）	2.5
	中等度減少 （減少しているが数口よりは多い）	1.0
	正常	0
浮腫	あり	1.0
安静時の呼吸困難	あり	3.5
せん妄	あり＊＊	4.0

→予後予測：3週未満（＞6）

＊　消化管閉塞のために高カロリー輸液を受けている場合は「正常」とする
＊＊　薬物が単独の原因になっているもの、臓器障害に伴わないものは除外する

出典：Morita T, et al. The Palliative Prognostic Index: a scoring system for survival prediction of terminally ill cancer patients. Support Care Cancer 7(3): 128-133. 1999. を一部改編

PPIが追加され、予測精度に変わりがないことが確かめられています。[9]

ＰＰＩは、評価項目が少なく、主観的な判断が入る項目も多いため、精度の面で他の余命予測ツールに比べるとやや不安があり、急速に状態が変化する場合には使いにくい場合がある、といったデメリットはあります。例えば、昨日の時点では4.5点、つまり3週間以上の予測余命であったのに、今日は急激に全身状態が悪化し、ＰＰＩの点数も増加するものの、そのまま数日後には亡くなってしまう、といった場合ですね。先ほどもお話ししたように、若い方の正確な予測は難しい面があるかもしれません。

ただ、ＰＰＩの最大のメリットは、患者さんの負担となる臨床検査に頼る必要がなく、いつでもどこでも、患者さんを観察するだけで簡便に、しかも繰り返し評価ができるという点です。その意味で、現場においてはこのツールをひとつ知っておくだけで、多くの場面に対応できるのではないかと思います。

数日以内の余命を予測する方法もある

また、先ほどの「亡くなる直前の患者さんから感じる違和感」を、客観的指標だけで評価する方法も開発されています。

ここでは、先ほど図表07-2でお示ししたPPSと、後述する晩期死亡前徴候を組み合わせて、3日以内の余命を予測するツールをご紹介します。[10,11]

この予測ツールにおいて、PPS20%以下かつ鼻唇溝《びしんこう》（ほうれい線）の低下が見られる集団では、3日以内の死亡率が94%であったと報告されました。ちなみに「鼻唇溝の低下」はわかりにくい指標ですが、亡くなる直前になると顔面の筋肉や皮膚が弛緩《しかん》することで、しわが少なくなり、鼻唇溝も浅くなるという現象のことを指すようです。先ほどの「容貌が変わる系」のひとつなのでしょう。

ちなみに、鼻唇溝の低下が見られない場合には、晩期死亡前徴候である無呼吸、チェーンストークス呼吸、死前喘鳴《ぜんめい》、下顎呼吸、尿量の低下、末梢《まっしょう》チアノーゼ、橈骨《とうこつ》動脈の触知不可、声かけに対する反応の低下、視覚刺激に対する反応の低下、瞳孔反射の消失、首の過伸展、閉眼できない状態、呻吟《しんぎん》、上部消化管出血のうち二つ以上を認めた場合、3日以内に亡くなるのは62％と予測されています。

余命が予測できることと、余命を伝えたほうがよいかはまったく別

さて、ではさまざまな方法で余命がある程度予測できるようになったとして、それを本人に伝えるべきかどうか、というお話をしていきます。

最初のほうに取り上げたテレビドラマの医者のように、「あと、もって3か月です」って言ってよいかどうか。みなさんはどう思いますか？

ここでの正解は、「言ってよい場合もあれば、よくない場合もある」です。ちょっとズルい答えですが。

もう少し詳しく言うと、「伝えるべきかどうかは、患者さん自身が知っている」ということ。つまり、「その人はいまなぜ余命の情報が必要なのか?」を明らかにしない限り、余命について伝えるべきかはわからない、ということです。例えば、患者さんから「あと、どれくらい生きられますか?」と尋ねられたとして、それに対して反射的に反応して言葉を返すのではなく、「どうして、いまそれを知りたいと思ったのですか?」と、本人の真意を尋ねていくのがよいと思います。

ちなみにですが、そのように尋ねて、どんな回答が返ってくるのが多いと思いますか? この回答の内容を聞けば、「あと、どれくらい生きられますか?」の質問に対して、その真意を探ることなしに何か言葉を返すことが、いかに的外れになりがちかがわかると思いますよ。

例えば、ある患者さんは、「いや、これからどうなっていくのかなって、余命を聞くことで心の準備をしておきたいから」と。まあ、これくらいだと想像の範囲内ですよね。他には、「自分で事業を行っているので、引き継ぎのタイミングとか、自分にしかできない仕事をどれくらいの時間で終わらせなければならないかの目処が知りたくて」といったものもあります。この場合は、単に余命を知りたいというよりは、「どれくらいの時間、活動を続けられるかを知りたい」というのが本人のニーズですから、実際の余命よりも1か月程度は差し引いて考えなければ、「もっと動けると思っていたのに」という後悔につながりかねません。また同様に、「○か月後の娘の結婚式に出席したい」といった内容の場合も、「それは、車いすでも出席できれば、という意味なのか、それともバージンロードを娘の手を引いて歩きたい、という意味でしょうか。それによって可能かどうかは変わります」とお答えすることになります。

いずれにしても、この講義をお聴きのみなさんは、自らが余命を直接お伝えする機会は少ないかもしれないので、伝え方自体は医師に頼ることになるかもしれませんが、その前に「なぜこの患者さんは余命を知りたがっているのか」の情報を共有できるだけでも、大きな意義があります。そして基本的には、「やっておきたいこととか片づけなければならないことがあるなら、早め早めに動いていったほうがいいって聞きますよ」と一般論で返すのも手かもしれません。

ここでちょっと、ある患者さんの事例を紹介させてください。

その方は若い女性だったのですが、比較的長い期間にわたって闘病を続けてこられ、肉体的にも精神的にもだいぶ消耗した状態で緩和ケア病棟に入院されました。身寄りもおらず、孤独な方だったのですが、本人なりに「やりきった感」があるのかな、と思いながら診ていたのですね。そしたらある回診のとき、不意にその方が「私はあとどれくらいですか？」と尋ねられたんです。僕はそこで、先に述べたように、「どうして、いまそれを知りたいと思ったのですか？」とお返ししようと考えたんですね。しかし、どうもそのときの彼女の雰囲気から、その言葉で返すのはそぐわない感じがしたんです。何かおかしいぞ、と。それで、少し考えた結果、僕が何と答えたか。

「いま、あなたは僕に余命を尋ねられたかと思うのですが、人によっては『余命が長い』ことを望んでいる方もいらっしゃれば、『余命が短い』ことを望んでらっしゃる方もいます。僕の思い違いだったら申し訳ないのですけど、いまあなたが問われたことは『余命が短い』ほうがいいって意味なのかなと捉えたのですが、いかがでしょうか」

とお返ししたんですね。すると彼女は少し緊張した面持ちになり、

「はい、そうです。もう早くこのつらい日々を終わりにしたい。このつらさがあと何日続くのでしょうか」

と答えられたのです。

僕らにとっては、命は特別なものであり、少しでも永らえさせられるように尽くすのが当然だ、と思っている節がありませんか？　でも、こういった「命への向き合い方」というのもあるのですよね。だからやはり、余命を尋ねられてすぐに条件反射的に答えるのは、患者

さんの価値観を決めつけてかかっているということなのです。

僕は一般的に、余命は少し長めにお伝えすることが多いのですが、それは「命を永らえさせること」が多くの人にとって喜ばしいことであるという前提に立っています。でも、このとき僕は、

「そうですね。確かに、これまでずっと頑張ってきて、この苦しさがまだずっと続くと考えるとしんどいですよね。ただ、残されている時間はまだ今日明日ってほど短くはないと思います。残念かもしれませんが。でも、かといって『何か月』っていうほど長い時間でもないと思っています。おそらくは週単位……それも、短い週の単位の可能性が高いと思います。だから、あなたが苦しまなければならない時間は、それほど長い時間ではありませんよ」

といったニュアンスでお伝えしました。彼女はそれに対して何も言いませんでしたが、顔の緊張が解けて少し柔らかい表情になっていたことを覚えています。

＊

余命についてお話しすることも、あくまでもコミュニケーションのひとつです。いま、この方は何を意図してこの問いかけをしているのか。相手に興味をもって、「それはこうですよ」

と会話を終わらせようとせず、「もっとあなたのことを教えて」といったところから、余命をテーマにしたコミュニケーションが始まります。

人の死を前提としたコミュニケーションは、なかなか慣れないところかと思いますし、精神的にもしんどい部分が大きいかと思います。でも、患者さんがそういった話題を出すときは、たいてい「あなたを信頼しています」「この不安な気持ちを聞いて、そばにいてほしい」というときであったりします。これは、あなたが患者さんに選ばれた、ということです。できれば逃げたくなるような話題かもしれませんが、そこでちょっと腰を下ろして、「お話聞きましょうか？」って柔らかく告げるだけでも、患者さんの孤独は癒されるのではないかと思います。

参考文献

1 Christakis NA, et al. Extent and determinants of error in doctors' prognoses in terminally ill patients: prospective cohort study. BMJ. 2000; 320 (7233): 469-72.
2 Glare P, et al. A systematic review of physicians' survival predictions in terminally ill cancer patients. BMJ. 2003; 327: 195-8.
3 Lamont EB, et al. Prognostic disclosure to patients with cancer near the end of life. Ann Intern Med. 2001;

134: 1096-105.

4 Amano K, et al. The Accuracy of Physicians' Clinical Predictions of Survival in Patients With Advanced Cancer. J Pain Symptom Manage. 2015; 50: 139-46.

5 森田達也「進行がん患者の予後予測指標の全体像と今後の展望――余命の予測はどこまで可能になるか?」『緩和ケア』第26巻第5号、２０１６年

6 Anderson F, et al. Palliative performance scale (PPS): a new tool. J Palliat Care. 1996; 12: 5-11.

7 Morita T, et al. The Palliative Prognostic Index: a scoring system for survival prediction of terminally ill cancer patients. Support Care Cancer. 1999; 7: 128-33.

8 Morita T, et al. Survival prediction of terminally ill cancer patients by clinical symptoms: development of a simple indicator. Jpn J Clin Oncol. 1999; 29: 156-9.

9 Hamano J, et al. Validation of the Simplified Palliative Prognostic Index Using a Single Item From the Communication Capacity Scale. J Pain Symptom Manage. 2015; 50: 542-7.

10 Hui D, et al. Bedside clinical signs associated with impending death in patients with advanced cancer: preliminary findings of a prospective, longitudinal cohort study. Cancer. 2015; 121: 960-7.

11 Hui D, et al. A diagnostic model for impending death in cancer patients: Preliminary report. Cancer. 2015; 121: 3914-21.

講義08

看取りに必要な心構えとはどのようなものか

みなさん、こんにちは。

今日の講義は8回目、「看取りに必要な心構えとはどのようなものか」です。

みなさんも、仕事だけでなくプライベートでも「人の死」に触れた経験は少なからずあると思います。でも、多くの人が「看取りをするときにどうしていけばいいのか」については教えてくれなかったと思います。

今回の講義では、そのあたりを中心に取り上げていきましょう。

死にゆく人はさみしいのか

まず、看取りのことを直接取り上げる前に、「死にゆく人はさみしいのか」という命題について、みなさんと考えていきたいと思います。

これは、数年前に僕自身がある講演のテーマとしていただいたもので、医療者や宗教者と一緒にこのテーマについて考えようという主旨でした。みなさんは、この命題を与えられたら、どうお答えになりますか？

僕も、これまであまりいただいたことのないテーマだったので、どうお答えすればいいのか、けっこう考えたんですね。「それは人によりけりだろう」と答えるのは簡単です。確かに、ケースバイケースであることは間違いないのですが、それは本質を捉えた答えではないと思うのです。なぜなら、この「死にゆく人はさみしいのか」という問いには、「人は生まれるときも死にゆくときも孤独である」という前提が含まれているように感じられるからです。

そう考えていくと、人間の本質は基本的に孤独といえるのだけれど、生まれてから死ぬまで、他者（それは人だけではなく自然も含めた世界全般）とのかかわりによってその孤独をケアしながら生きているのではないか、との見方もできます。つまり、「人間とは本質的にさみしいものであり、他者との関係性が希薄になっていくと、そのさみしさがより露《あら》わになっていくのではないか」と、僕自身はこの命題にひとつの答えを見出しています。

人は本来、全員が死に向かって歩いているものです。その意味では、今は此岸《しがん》にいる僕たちも、いずれは彼岸に到達するわけで、それまでの距離が近いか遠いかの違いだけでしかありませんし、世界の長い歴史のなかで見れば、そんな差異はごくごくちっぽけなものに過ぎません。しかし、これがこと患者さんと医療者などとの会話になると、そんな本質論はまったく意味をなさなくなります。

あるとき、同じがんを患った二人の患者さんがいました。ただ、同じがんとはいっても、片方のAさんはステージ3で手術と抗がん剤治療を行い、現在は再発もなく経過観察中の方、もう一方のBさんは発見された時点でステージ4の進行がんであり、抗がん剤治療を継続してがんの進行を抑えてはいたものの、いずれは進行して数年以内に死に至ることが予測されている方でした。二人は年代も同じ程度で、化学療法センターでよく会うことから仲良くなり、次第に交流を深めていきました。しかしそれから数年が経ち、Aさんは再発もなく無事に通院を継続していましたが、Bさんは使える抗がん剤もなくなり、がんの進行によって体力も低下したことで、いよいよ緩和ケア病棟に入院することになりました。Bさんは独身で身寄りもなく、近隣で頼れる人はAさんくらいしかいなかったといいます。そこでAさんは、Bさんのために足しげく病院へ通い、洗濯物を回収したり、ベッドサイドで励ましたりと、できる限りを尽くしていたのだそうです。しかし、2週間ほどしたある日、Bさんは、

「Aさん、いつも私のために時間をつくってくれてありがとう。でもね、あまり私のために

あなたの時間を使わせるのはよくないと思うの」

と言ったそうです。それに対しAさんは、

「何を言っているの。同じ病気を患った誼《よしみ》じゃない。いずれ、私も同じ道を歩むのだろうし、お互い様だから気にしないで」

と返事をしたそう。すると、Bさんはいつになく真剣な顔となり、

「いいえ、あなたはもうここには来てはいけないわ。あなたには家族もいるし、他にやらなければならないことがたくさんあるでしょう？　私一人にこんなに時間をかけていてはダメよ」

と告げて、Aさんを部屋から出してしまったそうなのです。困惑するAさんに、見かねた病棟の看護師が声をかけたそうで、

「Bさんは、Aさんを見ているのがつらいのではないでしょうか。同じ病気を患ったとはいえ、ステージの違いがあるAさんとBさんとでは置かれている状況が異なりますし、人生の向かっている道が異なると感じられるのでは。Bさんから見れば、Aさんの未来は光り輝いて見えるでしょう。『それにひきかえ自分は……』となっていてもおかしくはないと思います」

と説明されたとのことでした。Aさんはその話を聞いて大きなショックを受け、泣きなが

図表08-1　AさんとBさんの捉え方のズレ

Aさんから見た世界

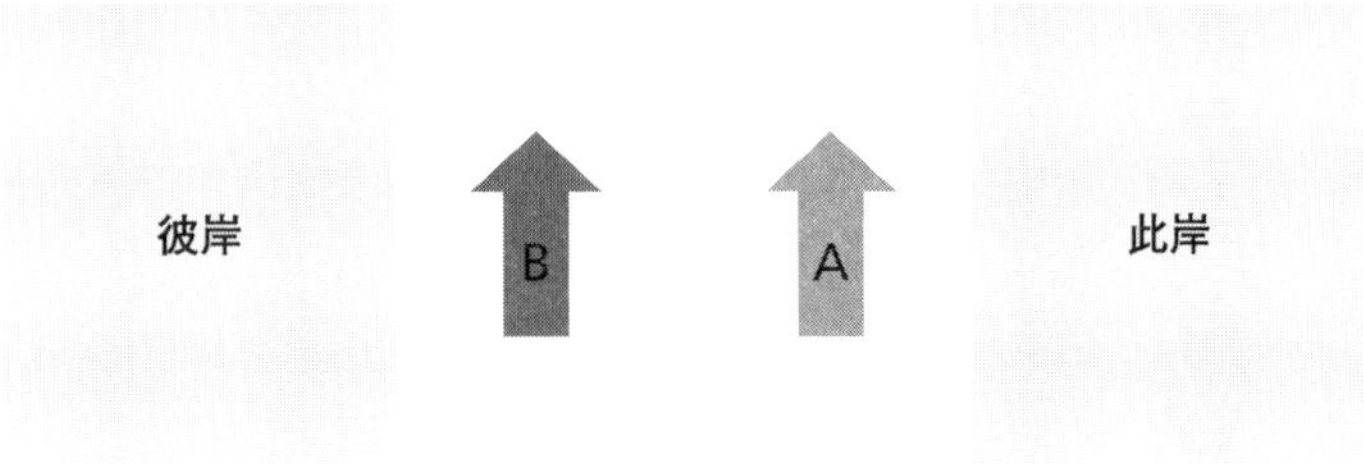

Bさんから見た世界

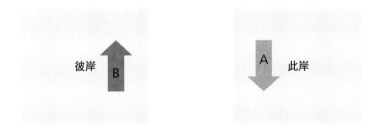

※Aさんから見た世界は上図のようであり、自分もBさんも同じほう(天)に向かって歩いている(彼岸との距離が違うだけ)と感じているのに対し、Bさんから見た世界は下図のごとく、自分はすでに彼岸の側で天に向かって歩いているけれど、Aさんたち「健常者」は地に足をつけて歩いている別の世界の住人と捉えている。

ら自宅に戻られたということです。いま現在は再発もなく元気に過ごしているとはいえ、いつ再発するかという不安に苛《さいな》まれ、また、再発はしなかったにしても、平均寿命を考えたとき、残された時間がそれほど豊富にあるわけではないAさんにとってみれば、Bさんは遅かれ早かれ同じ道を歩んでいく同志のような存在だったのでしょう。しかし、実際Bさんにとってみれば、Aさんは「此岸に残る人」であり、自らは「彼岸に赴く人」として、袂《たもと》を分かたなければならないと考えていたということです（図表08-1）。

死に向かう人のさみしさは、悪いものなのか

このように考えていくと、死にゆく人は本質的にはさみしいものであり、世界とのつながりが徐々に薄れていくことで、その孤独性が明らかになっていくものだと僕は捉えています。彼岸に渡りゆくものと此岸に遺されるものの視点のズレ。その視点のズレがまた、人のさみしさを助長するのではないでしょうか。

しかし、そこで次に考えるべきは、「では、さみしいことは悪いものなのか」です。さみしさは悪なのか、という別の問いを立てると、その見方はまた大きく変わります。さみしさは悪いもので、だから取り除く必要があるものでしょうか。それは大いに「医療的な」目線でしょう。そもそも、取り除けるものなのか否か、という問題もあります。

「さみしさ」とは何でしょうか。それは、喪失に対する心の表現のひとつです。

彼岸へは、すべてを喪って一人で向かわなければなりませんが、生老病死そのものは、喪失の連続です。病や死が喪失だというのはわかりやすいと思いますけど、老いるということだって小さな喪失の繰り返しですよ。僕はいま、40歳をとうに超えていますけれども、20年前と比べてできることがかなり減りましたもの。だけど、重要なことは、喪失と同時に再生もしているってことなんです。老いてできないことが増えたとしても、新しい自分を生み出してまた生きていくっていうね。みなさんね、気づかないうちに老いて、気づかないうちに喪失して、気づかないうちに再生しているんです。だからね、老いって大事にしたほうがいいですよ。その小さい喪失の繰り返しが、そのうち来る病や死という喪失の練習になるから。

生老病死を「四苦」といいますね。四苦八苦という言葉の、残りの四つがこれらです（図表08-2）。愛する人と別れる苦しみというのも、八苦のひとつです。あとは、嫌いな人や事

図表08-2　四苦と八苦

生老病死（四苦）＝喪失と再生の物語

＋

- **愛別離苦《あいべつりく》**
- **怨憎会苦《おんぞうえく》**
- **求不得苦《ぐふとくく》**
- **五蘊盛苦《ごうんじょうく》**

と付き合わなければならない苦しみ、欲しいものが手に入らない苦しみ、肉体と心に執着するがゆえの苦しみがあります。

人は、生きていて死に至るまで、この四苦八苦を繰り返し経験しなければならない宿命を負っています。それはつまり、喪失と再生の物語を人は繰り返し積み重ねてきて、最大の苦痛と苦痛からの旅立ちといえる「死」に備えていくとも捉えられます。

その喪失と再生の物語を図に表すと、こんな感じです（図表08-3）。苦痛とは、主観と客観のズレから生じるんです。

例えば、「異性にモテたい」と思っていても、現実にはモテない。それは苦しいですよね。「愛する人とずっと一緒にいたい」と願っても、それが叶わないこともあると

図表08-3　苦しみは主観と客観のズレから生じる

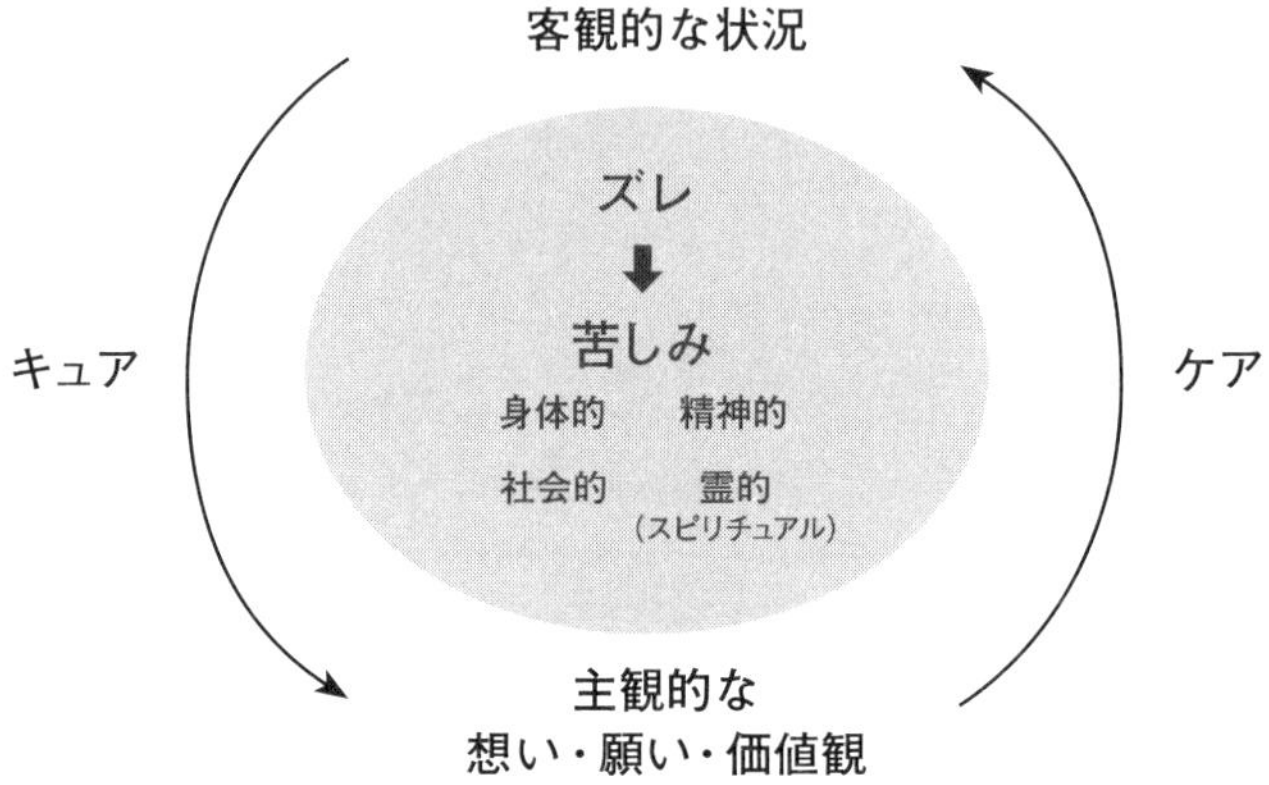

いうこと。

医療的な状況でいえば、例えば「腕の骨が折れた」としましょう。もちろん、主観的な想い・願い・価値観からすれば、「腕の骨が折れていない」自分のほうがよかったことでしょう。でも、客観的な現実は「腕の骨が折れている」。そこにズレが生じていることで、「腕の骨が折れていて痛い」という身体的苦痛や、「この腕がもとに戻るのか不安だ」という精神的苦痛、「腕が折れてしまって仕事ができなくなってお金もなくなってしまう」という社会的苦痛、そして「こんな腕が折れている役立たずの自分には価値がないのではないか」と感じる霊的苦痛（スピリチュアルペイン）が発生します。

では、このズレから生じる苦痛を解消する方法にはどういったものがあるでしょうか。図にもお示ししたとおり、ひとつは、客観的な状況を主観的な願いに近づける「キュア的アプローチ」、すなわち問題解決型思考ですね。先ほどの「腕の骨が折れた」という状況であれば、医師の技術をもって手術を行ったり、リハビリを行ったりすることで、腕の骨が折れていた状況を変化させ、主観的な想い・願い・価値観のほうに近づけることで、苦痛を解消することができます。

しかし世の中には、この客観的な状況を変化させることができるものだけではありませんよね。僕が専門とするがんの分野もそうですし、神経難病もそう。また、老いや死についても、それ自体を遅らせることは可能だとしても、いずれは迎え入れなければならないときが来ます。そういった状況に対して生じる苦痛を緩和するもうひとつの方法が、主観的な想い・願い・価値観を客観的な状況に近づける「ケア的アプローチ」です。例えば、ある神経難病の患者さんがいたとします。この病は治ることはなく、徐々に神経機能が弱っていき、最終的には寝たきりになって死に至る病です。ただ、なるべく日常的に体を動かすようにすることで、関節が固まるのを防ぎ、寝たきりになるまでの時間を延ばすことができるんですね。なので、この方——ここではCさんとしましょう——もなるべく体を動かそうと考えたわけですが、体操サークルやリハビリ施設に通うのはあまり好まなかったので、あるダンスプロ

グラムに参加することにしたんですね。そうしたら、そこを主宰しているダンサーさんに、

「あなたの体の動きって、とっても面白い！　私たちにはできない動きだわ！」

って言われたんです。Cさんにしてみれば、神経難病を患ってなかなか動かない身体というのは、これまでどちらかといえば「恥ずかしいもの」だったんですね。他の人のように大きな歩幅で歩くこともできないし、まだ若いのにおじいさんのようにヨタヨタとしか動けないし。でも、このダンサーさんは自分の動きを「面白い」と言ってくれる……。

「あなたにとって、私のこの動きは『面白く』見えるんですね。私には、この動きの何が面白いのかわかりません。どちらかといえば醜いし、動きにくいし、他人の迷惑になるんじゃないかとばかり……。でも、あなたが私の動きを『面白い』と言ってくれる限り、私はここに通いつづけますよ」

Cさんはそう言って、その後もダンスプログラムに参加しつづけたんですね。そして最終的には、Cさんはそのダンサーさんが制作した世界的なダンスの映像作品にも出演することになったというんです。もちろん、Cさんの神経難病がよくなったわけではありません。参加を開始してからも時間が経過しているわけですから、病気としてはむしろ悪化しているはずです。それでも、このプログラムに出会う前には自身の身体を「恥ずかしい」「醜い」と捉えていたCさんが、このダンスプログラムに参加したことで、「自分の動きは面白い」「世

界の人に自分を見てほしい」って変わったんですよ。つまり、客観的な状況が変わっていなくても、主観的な想い・願い・価値観が変わったことによって、Cさんは「いまの自分でいいんだ」「いまの自分だからいいんだ」と思えるようになったということです。そして、この「ケア的アプローチ」によってCさんの主観と客観のズレが解消されたことで、苦痛も緩和されています。ケア的アプローチは、医師が手術をしたり、薬を投与したりするのと同じくらい、またはそれ以上の力をもっている、ということです。しかも、キュア的アプローチは医師をはじめとした限られたスキルをもった専門職が中心となるのに対し、ケア的アプローチは医療職ではなくても、その力を発揮できる可能性をもっている、ということなんです。

つまり、喪失を別の何かで埋めるだけではなく、「喪失そのものに意味があると思えるかどうか」。死に向かっていく人は皆さみしいのですが、それに意味があると感じられるようになれば、そのさみしさは「そこにあって当然のもの」と捉えられるようになり、決して悪いものではないと考えられるようになります。

僕たち周囲の専門職は、死にゆく人本人にそのように感じてもらえるようアプローチをしていく必要がありますし、そのためにはケア的アプローチの習熟が求められる、ということです。

望む場所で生きる人を支えるためのメンタルコントロール

さて、では次に、「家や介護施設で最期を迎えたい」と望んでいる方を支えるために大切なことについてお話ししていきましょう。

「住み慣れた場所で最期を過ごしたい」は、多くの方が望んでいることだといわれています。しかし現実には、最期を迎えるかなり前に病院へ搬送されて、望まない処置を受けながら望まない人たちに囲まれて最期の時を過ごさなければならない……という事例が後を絶ちません。

では、そのような最期を迎えるのを予防するために、どのようなマネジメントをしていくのが大切だと思いますか？

もちろん、終末期になってきてコントロールできない難しい症状が出てきたために、病院へ搬送せざるを得ない事態というのは起こり得ます。特に、呼吸困難に陥ってしまった場合に、その状態を自宅や介護施設でみつづけるのは、かなり困難だといえます。

しかし実際には、このような症状コントロール困難による病院搬送よりも、周囲の人々の「心が折れてしまったこと」による搬送がかなり多いのです。例えば、

「こんな状態で家でみているべきではない」

「病院に行ったほうがもっとよくなるに違いない」

「専門家がそろっているところでみてもらったほうが安心できる」

などと考えることが、それにつながります。

その前提となっているのは、「在宅や施設よりも病院のほうが優れているのではないか？」との仮説です。その前提があるから、このまま自宅や施設で最期を迎えさせるよりも、「できるだけのことをしてあげたい」という発想で、家族や介護者が救急搬送を依頼してしまう……。でも、本当にその前提は正しいのでしょうか。

その仮説に対する答えとして、２０１６年に発表された、がん患者さん２０００人以上を対象とした調査では、むしろ病院に入院しているほうが寿命が短くなる傾向となったのです[1]。予後予測モデルを利用して補正したデータでは、その差は有意差が出ないほどになったんですが、つまりは「少なくとも在宅診療のほうが診療の質が低いなんてことはない」ということなんです。

それを踏まえたうえで、それでも自宅で過ごせなくならないようにするにはどうしたらいいかと考えていくと、結局はかかわっている人たち一人ひとりのメンタルコントロールが重要になってきます。医師・看護師・ヘルパー・家族・ケアマネ……、在宅患者さんにかかわっている人は数多くいますが、このうち一人でも心が折れてしまうと、患者さんの在宅診療継続は困難になります。それを防ぐためには、全員で「腹をくくる」覚悟が必要なのです。

また、僕であれば、医師の立場から、「この先こういった症状が出て、こういう感じになっていく」ということを話し、みんなに心の準備をしてもらうことなども重要だったりします。「病院に入院したからといって、特別な治療があるわけではなく、だから寿命がそれで延びることもありません。だからこれは、純粋に、『あなた（患者さん）がどこで過ごしたいか』という問題なんです。病院で過ごすことがご希望なら、それもいいと思います。でも、あなたがここ（自宅や介護施設）で過ごされることを望むなら、私たちはそれを全力で支援しますよ」と患者さん本人にも説明し、それを家族や他職種の方々にも一緒に聞いていただく。こういったコミュニケーションを意図的にとっていくことで、メンバー一人ひとりのメンタルコントロールをしていっています。これはもちろん、看護師同士やヘルパーと家族など、さまざまな組み合わせで行われるものでしょう。不安な気持ちも含めてお互いに言葉に出し、それを受け入れ合うこと。とにかく、患者さん本人はもちろんなのですが、それを支える家族や医療福祉職一人ひとりを孤立させないこと。それが、望む場所で生きる人を支えるためのメンタルコントロールです。

看取りは怖い——タイのヘルス・ボランティアの例

しかし一方で、「看取りは怖い」「人の死にかかわりたくない」という家族や医療福祉職も多いでしょう。でも、実際の現場では、患者さんが死に向かっていく姿を日々見つづけなければならない。そんな毎日が続くのは耐えられない、という方がいるのも事実です。

家族はともかく、医療福祉にかかわる者にとっては、多かれ少なかれ「死」にかかわる機会はあり、それを見たくないと言ってしまうのはプロとしてどうなのか、といった考え方はあるかもしれませんが、僕は最近では、「そういった医療福祉職がいてもいいよね」と思うようになりました。無理にかかわって本人が仕事を嫌になって辞めてしまうとか、仕事に身が入らなくなって他の患者さんに迷惑をかけるとかになってしまうほうが損失ですし、何よりも、「一人でも心が折れてしまうと患者さんが望む場所で過ごすのは難しくなる」という環境のなかで、死から目を背ける傾向にあるメンバーがチームに入っているほうが、患者さんにとっては不幸です。それであれば、最初から死の現場にはかかわらないスタンスでもよいのではないかということです。

僕がこう考えるようになったのは、ある医師の講演で伺ったタイのヘルス・ボランティアの活動報告がきっかけのひとつになっています。

タイは、その講演が行われていた当時、医師の数が圧倒的に足りなくて、適切な医療に辿《たど》り着けない地域が多々あったのだそうです。なので、医療体制として、

(都市部) 大病院：専門医
(地方都市) 中小病院：若手医師＋看護師
(町村) 看護師＋ヘルス・ボランティア (＋医師の往診)

といった仕組みを用いていたのだそうです。つまり、国内に点在する村々では看護師が中心となって巡回し、ヘルス・ボランティアと呼ばれる地元の方々と協力しながら医療を提供していたのだそうです。ここでの「ヘルス・ボランティア」とは、医療資格をもっている方々ではありません。タイの国家健康法にもとづき、各農村に一定人数選出され、全国で

100万人近くが登録されており、地域内での血圧や糖尿病チェック、薬がきちんと飲めているかの確認などを定期的に行っています。また、高齢者や障害者、妊婦や乳幼児への定期訪問などを行い、時には村内での看取りを行うこともあるのだそうです。先ほども説明したとおり、専門的な医療資格をもっている方々ではないため、国から定期的な研修の機会が与えられるのですが、その教育ビデオの内容には、「終末期の看取り」も含まれます。講演でもその内容が披露され、興味深く見ていたのですが、その最期の場面で急に、ヘルス・ボランティア役の人が瀕死の患者さん役のベッドサイドから離れるんですね。そしてナレーション。

「最期の場面にヘルス・ボランティアが立ち会う必要はありません。人は一人でも死んでいけます」

って言うんですよ。これは日本の常識からしたらかけ離れていますから、僕はびっくりしたんですね。でも、よくよく考えたらこれにも一理あるな、とも思ったんです。

何度も言うように、ヘルス・ボランティアは医療の専門的訓練を受けた人たちではありません。人の死に慣れている人でもなく、自らのメンタルをコントロールする方法も習得していません。そんな方々に対し、「自分が担当している地域の患者全員の死にかかわらなければならない」と義務づければ、そもそもヘルス・ボランティアを志望する方も減るでしょうし、その強制によってメンタルを病んでしまう人が出たとしても、その地域でケアする術がないため、患者を増やす結果にもなりかねません。それであれば、「人は一人でも死んでいけます」と国が保証し、死を看取らないことは間違っていない、というメッセージを伝えているタイのやり方は、日本においても参考になる部分があると思います。

*

日本においても、看取りにすべての医療福祉職がかかわらなくてもいい。無理をしなくていいから、そこは役割分担をして、周囲の無用なストレスを減らすことが、結果的に患者さんの安寧を守ることになると思います。

なので、訪問看護や介護施設などの事業管理者のみなさんも、すべてのスタッフに平等に死の現場を経験させるのではなく、本人の選好や特性を見極めたうえで勤務ができるように取り計らっていただければうれしいです……ってところで今日の講義はおしまいです。ありがとうございました。

参考文献

1 Hamano J. et al. Multicenter cohort study on the survival time of cancer patients dying at home or in a hospital: Does place matter? Cancer. 2016; 122: 1453-60.

講義09

がんで死ぬのは幸せなのか

みなさん、こんにちは。

いよいよ、この講義も残すところあと2回となりましたね。今回はいよいよ「がんで死ぬのは幸せなのか」という、本質的なテーマに踏み込んでいきます。

まず、みなさんにお聞きしますが、みなさんは「がんで死ぬのは幸せなのか」と問われたら、どう考えますか？

どうでしょうか。一番前に座っている、そちらの方。

「そもそも死なないほうがいい」、確かにそれは真実ですね。でも、僕たちが現実として何らかの理由で死を迎えてしまうのは事実であって、いつか、何らかの原因で最期を迎えてしまいます。しかも、それを「いつ」とか「こういう理由で」と選ぶことができるのであればまだよいのかもしれないのですが、それを選ぶことができないのが人生です。その意味では、このような問いそのものに意味がないかもしれませんよね。

がんの経過は予測しにくい

がんによって死に至ることの特徴として、
・がんが全身に転移したとしてもしばらくの間は日常生活を問題なく送ることができる
・がんを前提とした医療福祉制度が比較的整っており、保障や緩和ケアを受けやすい
・ある程度、死期を予想することが可能である
・介護を必要とする時間が比較的短期間ですむ
といったことが挙げられます。

つまり、がんによる終末期は、「ある程度予測可能な死までの時間を大きな症状なく過ごすことが可能であり、いざ体調が悪くなりはじめると、そこからあまり長い時間患うことなく死に至ることが可能である」といえます。

これは、例えば感染症のように、昨日まで元気そうにしていた方が感染を契機に急激に容体が悪化して数日中に死に至るパターンや、逆に認知症や心不全のように、死期を予測する

のが難しいうえに介護を必要とする期間が長く、よって衰弱や病気による症状に悩まされる時間も長くなってしまう、といったパターンとは大きな違いがあります。

がんの緩和ケアには用いることが可能な薬剤や処置の方法が多く、症状緩和が比較的容易であることも、他の疾患に比べるとよい面といえるかもしれません。

しかし一方で、いまお話ししたような経過を辿《たど》るということを、患者さんや家族が正しく認識しにくいこともまた、がんによる終末期の特徴だといえます。

残されている時間が1～2か月くらいにならなければ、日常生活に支障をきたすような症状が出てこないということにより、本人も周囲も「こんなに元気なんだからまだ大丈夫だろう」「あと1～2年くらいは生きられるんだろう」などと考え、本当であればやっておく必要があった役所の手続き関係や仕事の引き継ぎ、また家族との時間の過ごし方などで失敗してしまうパターンが散見されます。極端な例ですが、「死ぬ前に念願のマイホームを建てて住みたい」と望まれ、医師から見れば余命3～4か月という状況にもかかわらず、竣工《しゅんこう》まで1年くらいの計画で建築を始める契約を結んでしまった……という事例も過去に何件もありました。

そして、最期の1か月くらいで急激に動けなくなって介護度が増すことから、現行の介護保険や成年後見制度の仕組みだと、その進行の速度と手続きに必要な期間に齟齬《そご》が生じ、役に立たないといった面が問題になります。

具体的には、1か月前の時点では認知機能も問題なく、自分で自転車も運転して通院もできていたし、当然のように自宅での生活も自立していたとなれば、要介護はつきませんし、成年後見の必要性も感じないでしょう。しかし、それから1か月経過すると、急に自宅で動くのが難しくなり、意思決定を行うのにも支障がある状態となることで、それから介護保険の申請や、財産管理をどうするかといった話が始まるのですが、その手続きを進めている間にも刻々と状態が悪化していってしまうため、それらの制度がきちんと使えさえすればとれた選択肢が、結局のところとれなくなってしまうといった問題が頻発します。介護保険については、現在の状態と今後予測される病態から、介護度が正式に決定される前に「みなし」で介護保険サービスを使いはじめる、といったパターンもありますが、柔軟に対応してくれる地域ばかりではなく、問題となる場合も散見されます。

身寄りがないパターンと家族の形

　また、がんによる終末期だけではありませんが、近年では頼れる家族がおらず、病院や役所での手続きに支障をきたすパターンが年々増加している印象をもっています。厚生労働省は、「身寄りがない人の入院及び医療に係る意思決定が困難な人への支援に関するガイドライン」を公開し、事例集でさまざまなパターンについて細かく紹介していますので、そちらも参照していただきたいのですが、これからの時代は血縁関係のみならず、友人や大家さん、または地域包括支援センターや役所などと相談しながら、各種手続きや意思決定を柔軟に行っていく必要があります。

　例えば僕が経験したパターンでは、倒れる直前までバイトで何とか食いつないできたものの、病気で働けなくなり、家賃が払えなくなった、という高齢男性がいました。自宅を追い出されそうなのですが、施設に入れるほどのお金もなく、予後も半年程度はありそうなので緩和ケア病棟にずっと入院してもらうわけにもいかず……という八方塞がりな状態です。この方の場合は、30年来連絡をとっていなかった従兄弟さんに、何とか連絡をつけることができ、その方が身元保証人になってくれたので、何とか手続きを進めることができましたが、それがなければさまざまな面で手続きが止まってしまうことになっていたでしょう。

今後は、家族の形についても多様性が認められるべきだと考えます。現在は血縁が最優先される傾向がありますが、本人の希望によって身元保証人を柔軟に設定できるという形にしていったほうが、スムーズな面が多くなるでしょう。

例えば、男性患者さんに男性パートナーさんがいた場合、その患者さんの普段の状況や生き方の希望を最もよく知っているのは、その男性パートナーさんでしょう。しかし一方で、「遠方に住んでいる疎遠な姉がいる」という場合に、身元保証人やキーパーソンとしての役割をどちらに求めるかは、難しい問題です。同性婚が認められていない現状において、多くの病院などでは、疎遠であったとしても血縁関係を重視して姉に連絡をするでしょうし、もしその姉が「男性パートナーの面会禁止」などを要望した場合、病院側としてもその意思を優先せざるを得ないかもしれません。

しかし、本当に患者さん本人の意思や幸福を追求することを最優先するのであれば、「疎遠である血縁関係」よりも、「法的根拠はないが最も本人のことを知る人」の代理意思を優先するようにしていくことも考えていかなければなりません。

「死を受け入れる」ことは可能なのか

「がんで死ぬのは幸せなのか」という命題を考えるとき、そもそも人はその死を受け入れることが可能なのかについても考える必要があります。

病棟などにおいては、しばしば看護師などから、「患者さんの病状の受け入れが悪いです。先生からもっと厳しく状況を説明してください」などと求められることがありますが、そもそも「受け入れる」ことは可能なのでしょうか。また、そもそも受け入れてもらう必要があるのでしょうか。

緩和ケアに専念すると決めた時点で、多くの患者さんは積極的治療を行う道を諦めて、死までの道筋を歩んでいこうとする……。それが普通なのだと僕たちは思いがちですが、実際の患者さんたちはそんなに簡単に割り切れないのが実情です。もちろん、自らの運命を見すえ、それまでの時間をできる限り有意義に過ごそうと考えられる方もいます。しかし、どちらかといえば、「もっと何かできることはないのでしょうか」と、最期まで積極的治療の選択肢を求めつづける方が多いように思います。そこで医者のほうが、「もうできることはないんです」と冷たく言い放ってしまうとか、もっとひどい事例だと、「この病院でできることはないので、もう『卒業』ですね」と言って「卒業証書」を渡し、患者さんを病院から追い出してしまう、ということもありました。

では、そのように病院を追い出された人が、スムーズに緩和ケアの専門病院につながっていったかといえばそうではなく、そのうちの一定数が病院の医療から離れ、自分たちで新たな治療法を探し回るようになってしまうのですね。こういった方々は「がん難民」などと呼ばれ、10年ほど前には社会問題となるほどだったのです。そして、そういった方々は、インターネットやがん患者さん同士の口コミによって、非標準治療につながってしまい、高額な治療費を搾りとられ、貴重な時間と体力も失ってしまう……なんていう事例が多発しました。◯◯ワクチンや漢方薬などの、比較的廉価で実害も少ない代替療法ならまだいいのですが、食生活を大幅に変更する必要がある内容だったり、本人に大きな苦痛を与える治療法だったり、また1か月に100万円も200万円もかかる治療法だったりすると、本人だけではなく家族の生活も崩壊させたり、それによって人間関係も壊してしまう、という場合もあります。しかも、それほど多大な犠牲を払ったとしても、効果を得られる方はほとんどいません。少なくとも僕が知る範囲で、非標準治療によってがんの進行が止まったり、改善したりした方はゼロです。5回目の講義でお話しした「がんの自然退縮」現象はありますよ。ただ、そのように自然退縮した方に、「もしかしたら何かされていますか？ 健康食品とか、代替療法とか」と尋ねても、いまのところ「何も特別なことはしていません」という方だけでしたね。むしろ、そういった自然退縮を得る方々は、治療の成果や人生の行く末についても楽観的で無頓着な方が多く、そういった方のほうが、一生懸命に「生」に執着し、とり得る手段を追求しつづける方よりも長生きできていることに、世の中のままならなさを感じることが多々あります。

みなさんは、こういった話を聞いていて、代替療法に多大なお金と時間と労力を捧げる方々を愚かだと思いますか？ 自分だったら、自分の家族だったら、こういった治療法に手は出さないだろうと思えますか？ 人は、そんなに簡単に「死を受け入れられる」ものでしょうか。

代替療法を望む方の声に、こんなものがありました。

「私は、決められたレールの上を走らされているような人生を過ごしたくない」

つまり、標準治療に乗ってしまえば、その時点で統計的な余命がある程度わかります。一方で、非標準治療に身をゆだねることにすれば、統計的なデータがほとんどない＝「この先どういう経過を辿るか確定できない」、だからこそ希望をもてるというのです。

確かに、僕らは患者さんの行く末をある程度予測することが可能です。例えば、ある癌に対して標準治療としての抗がん治療を受けてもらうことができれば、2～3年ほどの延命は可能と予測できます。しかし一方で、患者さんが非標準治療に身を捧げると決めたとしても、僕らはそれにほとんど効果がないと知っていますので、その時点で「余命は半年以内だろう」などとわかってしまいます。しかし、それを本人に告げることはしません。告げたからといって、どうなるものでもない。本人がこの状況に「納得」できるまで付き合ってあげることしかできません。

また、その「納得」を得るまでの時間を稼ぐために、非標準治療たちは必要なのかもしれないな、と思うこともあります。僕は非標準治療を医師としておすすめすることはありませんが、患者さんがそれを希望してきたときに強く止めることもしないのは、そういった理由もあります。

患者さんから「この治療は効くと思いますか?」と、医師としての役割を期待されて問われるのであれば、「残念ですが、効果がある可能性はほとんどありません」とお答えしますが、「では、先生の家族がこの治療を受けたいと言ったらどうしますか?」と問われたら、「もちろんすすめはしませんし、反対すると思います。ただ、それでも本人がやりたいと言うのなら、最終的には本人の意思を尊重します」と答えます。後者の質問は、医師としての役割での答えではなく、家族としての役割での答えですからね。時々、専門職でも「プロフェッショナルとしての客観性のある意見」と「個人としての主観的な意見」をごちゃまぜにして話す方がいますが、そうすると仕事の内容に一貫性がなくなり、プロとしての矜持《きょうじ》を保てなくなるから、もしみなさんの周囲にもそういう方がいらっしゃったら止めてあげたほうがいいと思いますよ。

そしてもうひとつ、患者さんが非標準治療を望んだ場合に伝えておくべき大事な一言があります。それは、「もし、その非標準治療のクリニックに行くことにしたとしても、私たちとのつながりを絶たないようにしてくださいね」という言葉です。僕の場合は医師なので、「次の外来の予約を入れておきますね、何事もなくても様子だけ話しに来てくださいね、救急でかかりたいときとか便利ですよ」などと告げて、標準治療側とのつながりが保たれるようにします。看護師や介護士のみなさんだと、どんな手段がありますかね? ちょっと考えてみてほしいのです。

がん難民をつくらない

患者さんが非標準治療を望んだとしても、標準治療側とのつながりを保っておくべきと、僕が考える理由は、「患者さんを孤立させないため」です。患者さんが非標準治療とつながることの弊害は、金銭的な面や時間・体力の浪費といった面があるという話は先ほどしましたが、この「孤立につながる」面もかなり大きいといえます。家族関係を壊してしまうというだけではなく、再度「がん難民化」してしまうという意味ですね。

非標準治療を行っている医療機関や治療所の多くは、救急外来や入院設備を備えていない「クリニック」であることがほとんどです。そうなってくると、その非標準治療の副作用や、病状進行などによる突発的な体調不良の際、夜間や休日だと、当然のように診療はしてもらえません。そして、そういった患者さんがもともと通院していた病院に駆け込もうとしても、

「その方はうちでの標準治療を断ってクリニックに行かれた方です。そのような方は当院では責任をもって診療できません」などと、受け入れを断られてしまう場合もあります。また、クリニックでは画像検査もできないため、がんがどれくらい進行しているのかをモニタリングする機能ももっていなかったりします。よって、その非標準治療クリニックからは、「この治療は100%効くから、検査なんてしなくても大丈夫。現に体調はよくなっているでしょう?」などと言いくるめられ、ずるずると関係を続けてしまいます。

ちょっと脇道にそれますが、この言葉のトリックはわかりますか?

標準治療である抗がん剤をしていたりすれば、副作用によって食欲が落ちたり、倦怠感《けんたいかん》が出たりするわけじゃないですか。それを中止して非標準治療に切り替えれば、これらの副作用が次第に抜けていきますから、患者さんにとっては「体調がよくなったように」感じられますよね。そしてこの講義の最初にお話ししたように、がんはかなり進行して余命1~2か月になるまでほとんど症状がない方が多いのです。なので、現実は「抗がん剤を止めることでがんは進行しているものの、抗がん剤の副作用が抜けて楽になり、しばらくの間は無症状であるにもかかわらず、患者さんには「非標準治療を開始したおかげで体調がよくなっている」と思い込ませることも可能だということなんです。

そして、そういった言葉を信じて非標準治療を続けていても、がんの進行がある程度進めば、一気に体調が悪化していきます。そのときに、その治療者に助けを求めても、「あなたにはたまたま効果がなかった。とてもまれな例だが仕方ない」とか、「あなたが私の言うとおりに治療に取り組まなかったから悪くなった。この治療は100%効くはずなのに効かなかったのはあなたのせいだ」などと言い放たれ、今度はそのクリニックも追い出されることになります。しかしそうなっても、もとの病院に戻ることはできませんから、自分を診てくれる新たな医者を探してさまようことになってしまう……というホラーな現実が実際にあるのです。そうやって辿り着いた非標準治療を行うクリニックのなかには、死の直前まで非標準治療の薬を投与しつづけるなんて例もありますからね。本当にハイエナみたいに、「生命がある限りしゃぶりつくされる」と思ったほうがいいと思います。

なので僕は、非標準治療を受けたいと希望される患者さんについては、できる限り標準治療側とのつながりを絶たないでほしいとお話しする、ということです。

みなさんは、薬物依存などのマネジメントのひとつに、「ハームリダクション」という考え方があるのはご存じでしょうか。日本では、依存性がある薬物を全面禁止する、という方法をとっていますが、国によっては薬物を表向きは全面禁止しても、闇市場でそれら薬物が蔓延《まんえん》し、薬物依存のみならず、感染症や貧困や別の犯罪などに巻き込まれていく、といった事態に陥ります。結果的に、全面禁止するほうが全体の状況が悪化するため、それであれば薬物の使用を一部緩和し、その代わりに政府など行政機関がその流通と使用者の安全を確保する、という考え方が、「ハームリダクション」です。その薬物自体に害があるので、本当は使わないでくれたほうがいいに決まっているのですが、社会情勢的にそれが不可能で、禁止するほうが悪いことが発生するのであれば、「どちらにせよ最悪なことが起こるなら、より程度の低い最悪を選ぼう」という方針をとる、ということです。

これと同様の論理で、患者さんが非標準治療を受けることは、先ほどからお話ししているさまざまな理由によりおすすめしないのですが、それを強く禁止することで患者さん自身が僕の外来からいなくなってしまうとか、その結果としてがん難民化してしまうほうが、患者さんにとっての害も大きいですし、最終的に患者さんがボロボロになってから救急車で運ばれてくるなんて例も山のように見てきましたので、「より程度の低い最悪を選ぼう」という意図で、僕は患者さんの孤立を防ぐようにしています。

死を受け入れるのではなく生を諦めない

さて、ここまで見てきて、「がんによる死を受け入れることは可能なのか」という問いに、みなさんはどのような答えを与えますか？

正直なところ、受け入れられる人もいるけれど、そうではない人もいる、というのが現実です。非標準治療におぼれ、がん難民化してボロボロになっても、「生＝時間」にしがみつきたい方もいるのです。では、そういった方に改めて「受け入れが悪い」と言えますか？ 僕は言えません。「生＝時間」の価値観をもっている人に、その時間がもう残り少ないことを認めろ、というのはあまりにも残酷です。人は生きているから、生きていられるのです。死を認めてしまった時点で、その人の生はもう終わってしまうといえるのです。

それを転換してもらうという意味では、「生＝時間」ではなく、悠久の時、つまり祖先が過ごしてきたときから子孫たちが生きる世界までの時間のなかでの自分、と考えられるようになるとか、生の時間の長さではなくその質、つまり周囲との関係性や自身の生きる意味、といったことに価値を見出せるようになるとかは確かにあります。ただそれも、「本人が自ずからそう感じられるようになる」ことがすべてであって、周囲が「そう考えてみたらどう？」などと言葉をかけたくらいで、死生観がそんなに簡単に転換するわけはありません。もちろん、そう転換できるような環境を整えることは大事です。本人が自尊心を保つことができ、自分の生きる価値を見つめ、限りある「時間」ではなく世界の大きな流れを感じられるようにできる環境……。「それはどうやってつくるのですか？」と問われれば、一朝一夕でできるようなものではありませんし、人によってその内容も異なったりはします。ただ、これまでの講義のなかで、そのエッセンスを散りばめてお話ししてきたつもりですので、もう一度講義録を振り返っていただければ、ヒントはたくさん得られるのではないかと思います。大事なことは、それらすべてはやはり「生」にフォーカスしているということです。「死を受け入れる」のではない。「生を諦めない」というのが、僕たちが追求するキーワードです。

ただそれでも、そのように思えない人もいる。だとしたら、その人に「受け入れさせる」のではなく、僕らの側が「受け入れられないその人を受け入れる」と考えてみてはどうでしょうか。言葉を変えれば、「あるがままを受け入れる」。患者さんの死生観がどうであれ、そちら側を変えようとするのではなく、ケアをする自分たち側が変わろうとすればよい、という考え方です。他人を変えるのは難しいけれど、自分を変えるのはそんなに難しいことではありませんよね。少なくとも、努力することはできます。それに、そう思えるようになると、みなさん自身の気持ちも少し楽になりますよ。

＊

さて、今日の講義を聴いて、「がんで死ぬのは幸せなのか」という命題に、みなさんはどう答えますか？　今日は、僕からは答えを提示しません。みなさんが今日感じたことそのものが正解ですし、明日になって考えが変わっても、それもまた正解だと思います。

講義は次回で最終回になりますが、どうぞ考えつづけるのを止めないでいてくださいね。

講義10

1000年生きられる時代なら

みなさん、こんにちは。

今日でいよいよ最後の講義です。これまでは、過去のエビデンスや緩和ケアの歴史、患者さんたちを診てきた経験などの話をしてきましたが、最後にするのは「未来」の話です。


今日の講義の結論を先に言ってしまうと、「これから30年も経てば人間の生き方は大きく変わります。もしかしたら1000年を生きられる技術が開発されるかもしれません。しかし僕はそれでも80歳で死ぬことを選びます」というものです。

1000年を生きられる時代に、80年だけを生きようと僕が考えるのはなぜでしょうか。そして本当に1000年を生きられる時代が来たとするなら、今から人間がやっておくべきことは何でしょうか。

それを語るのが今回の講義です。

人間はどこへ向かうのか？

2004年12月、BBCやCNNなどが取り上げたニュースが世界を驚かせました。ケンブリッジ大学のオーブリー・デ・グレイ博士が、「あと20年後には人間の寿命は1000歳に延びる」と発表したからです。

もちろん、それから約20年経過した現在となっても、人間が1000年生きられる技術は開発されていません。それでもグレイ博士は、「研究資金さえあれば、100万年生きられるような技術を開発するのも夢ではない」と主張しています。常識的には「あり得ない」とされる考えではあるのですが、それでも実際に真菌や植物では5000年とか何万年という単位で生きつづけている生物も存在するそうで、そのメカニズムが判明すれば人間にも応用できる、というアイデア自体は尊重できます。

また一方で、このような生物学的アプローチのほかに、工学的アプローチで寿命を延ばそ

う と考える研究者たちもいます。こちらも現時点ではSFの世界の話に過ぎませんが、「身体を機械に置き換えることで半永久的な生命を手に入れる」という考え方です。少なくとも、機械と融合し、身体能力を拡張させていく試みはすでに行われています。身近なところでいえば、スマートフォンにしても脳の機能を拡張させるものですし、VR（virtual reality）・MR（mixed reality）の技術によって拡張された現実のなかで、アバターもしくは生身として生活ができるようになり、物理的な遠隔地へは自分の分身となるロボットが訪れるなんてことは、現代でも可能になっています。また、実際に人体に手を加えることを厭《いと》わないのなら、マイクロチップを埋め込んで数多くの電子機器と接続して身体の一部のように利用したり、腕や脚自体を機械へ置き換えていくといった人体改造を行っている方々も、世界には存在しています。

そして、その方向性の先に、「脳を人工知能へアップロードする」という考え方が出てくるのは自然の流れです。こうして、すべての人間の機能を機械へ置き換えていく世界が来れば、人間は1000年生きられる能力を獲得できるといえます。

機械と融合して能力を拡張し、そして最終的には1000年生きられる世界は、いつかはわかりませんが、いずれ来る未来です。

もちろん、僕たちが生きている間にその技術が普及する確率は高くはないと思いますが、「もしそんな未来が10年後にやってきたら」という思考実験をしてみることは、人生観に関するさまざまな示唆を与えてくれます。

ではここからは、そんな「価値観のひっくり返った世界」のことを少し考えてみましょうか。

生命は必ず死ぬという価値観の転換——ルールは180度ひっくり返る

いま、世界にあるすべての価値観やルールは、「生命は必ず死ぬ」という前提で構築されています。さまざまな宗教についても、その根源に「死」があるからこそ成立している部分が数多くあります。そして、「自然に生きて死んでいきたい」という価値観も、「死ぬことは必然である」という前提があるからこそ成り立っています。

しかし、遠くない未来にその前提のほうがひっくり返るとしたら。「生物としての自然にしたがって生きる」という文章の「自然」のほうが変わるということなんです。

つまり、
ヒトという生物としての生命を全うする
＝天から与えられた寿命を生ききる（今）
＝ヒトが進化した姿として機械と融合した命で永久に生きる（未来）
ということになりますよね。

ヒトとして「自然に生きていきたい」と考えるなら、技術の進化を利用してその恩恵を享受することが、これまでの歴史から考えても自然なことなのです。つまり、「ヒトはそもそも自然に生きることはできない」ということになります。ヒトは、技術を生み出すことで進化を続けてきました。それはつまり、現代の状況でも、もうすでに動物として発生した自然な生き方を生きることはできなくなっている、ということです。仮に、文明の利器を棄《す》て、人里離れた山中で暮らす道を選べば、それは「ヒトとしての昔の姿に近くなった」といえるかもしれませんが、そのヒトを取り巻く環境自体がすでに過去の環境と同じではないので、やはり「絶対的に自然な生き方」を追求することはできません。

人工的に加工された食べ物を食べ、落ちた視力はレンズで矯正し、身体に悪いところができれば切り取って治したり、ペースメーカーのような機械を埋め込んで生きている人がすでに大勢いるのに、誰もそれを「不自然だ」と糾弾しませんよね？　それならば、手足や胃腸、そして脳も機械に置き換えたり融合して生きていく生き方は、現代の延長に過ぎないと考えられないでしょうか。いま、コンタクトレンズを眼球に装着しているのを誰もおかしいと思わないのと同じように、機械と融合して生きる未来が来たら、そのときには誰しもがそれを「自然だ」と考えるようになるはずです。

つまり、もう人間においては、「自然な生き方」というもの自体が絶対的な意味では存在しないといえるのです。いまの自然な生き方（と思いこんでいるもの）から見れば、過去の人間の生き方は「不自然」であるし、未来の自然な生き方から見れば、現代の生き方もまた不自然なのです。

1000年生きられる時代に80年の人生を生きるということ

では、仮に10年後に、この「1000年生きられることが自然な時代」が来るとして、あなたはどう生きたいと思いますか?

これは、それぞれの価値観でさまざまな答えがあっていいと思います。前提が仮定の話なので、特に正解があるわけでもありません。

では、僕個人はどうするか。あくまで個人的な、ひとつの参考意見として聞いてください。

僕個人は、仮にテクノロジーが発展してそれが自然な世界になったとしても、脳を機械に置き換えたり、自らのコピーを仮想世界上に遺したり、遺伝子を操作するなどをして生きていくことには拒否的です。そういった技術を使わないとしたら、当然ですが、僕という個体は80歳くらいまでには老いて死を迎えるでしょう。1000年生きられることが普通となった世の中で、80歳で死を迎えようとしたら、それは不自然な生き方として非難されるかもしれません。おそらく、多くの人が「もっと永く生きられるのに、老化を止めることができるのに、なぜ」と僕を諌《いさ》めるでしょう。だって、それはその時代の常識として「不自然なこと」だからです。しかし、前述したとおり「自然な生き方」などというものはそもそも存在しないのです。だとしたら僕は、「昭和に生まれた自分としての自然」という生き方を選びたいと考えます。それだけが、僕にとっての唯一頼みにできる「自然」です。

もちろん、それはあくまでも僕にとっての「自然」であって、他にもいろいろな考え方があっていいんですよ。1000年生きられる時代には、このような多様な生き方が選択できるようになります。そして、それぞれの選択が尊重される社会を構成していく必要があるということ。そのためには、それぞれが「自分にとっての『自然な生き方』とは何か？」ということを考えていくのが大切だと気づかせてくれます。

『鋼の錬金術師』に見る身体と精神とコミュニティの考察

ちょっと話が脇道にそれるのですが、この身体拡張性と「自然な生き方」について、示唆的な物語があるのでご紹介します。

みなさんは『鋼の錬金術師』というマンガをご存じでしょうか。連載終了が2010年だそうですから、30代より若い方だとご存じないかもしれませんね。

このマンガは、エドワード・エルリックとアルフォンス・エルリックという錬金術師の兄弟が、亡くなった母親を取り戻すために禁術である人体錬成を行うも失敗してしまう、というところから始まります。禁術の反作用でエドワードは左足を失い、アルフォンスは全身を失う。結局、エドワードはさらに右腕を犠牲にしてアルフォンスの魂だけを取り戻し、それを手近にあった鎧の体に定着させる。そしてそれらを取り戻すために、絶大な錬金パワーをもつ「賢者の石」を求めて旅に出る……といった形で物語は進んでいきます。

その物語のなかで、アルフォンスと同様に鎧に魂を定着されたバリー・ザ・チョッパーという人物（生前は殺人鬼）が登場します。バリーはアルフォンスと対峙《たいじ》するなかで、「お前がお前であるという保証がどこにある？　記憶も、兄貴（エドワード）につくられたものかもしれねえ。その空っぽの体がお前であるという保証はどこにあるんだ」と問います。お前こそ僕と同じじゃないかと反駁《はんばく》するアルフォンスに対し、「人を切り刻みたいという衝動こそが自分が自分であるという証。それがお前にはあるか」と返すのです。

このバリーの言葉によってアルフォンスはアイデンティティを失い、自分が自分であると信じられなくなる……という場面です。

僕は、これと同じことが、身体性をさまざまな世界に拡張させていく、そして脳を機械へアップロードする世界が実現するなかで起こるのではないかと思っているんですね。

拡張された身体にいる自分は本当に自分なのか。

機械に置き換えられて生きている自分は本当に自分なのか。

脳が置き換えられて、再び目覚めたとき、その記憶が自分のものであるという保証はどうやってするのか。

バリーほどの強い自我をもち得るなら、それは可能かもしれません。しかし、すべての人間がそれほどの強い自我を育てられるわけではないでしょう。

では、アルフォンスは、どうやって「自分が自分である」と確認したのでしょうか。

最終的には、「人とのつながり」のなかから自我を取り戻しています。人とのつながり、コミュニティにおける自分。関係性のなかで自分というものが定義される、という考え方ですね。それは移ろいやすく、危うさを内包しているシステムではあるのですけれども、人間が自分たちを守るためにつくり出した古からのシステムであるともいえます。いまはそれが崩壊と分断の方向へ向かってしまっています。身体性が機械によって拡張することは、人間個々人が他者に頼らず一人でも生きていけるように世界を傾けていく側面をもっています。だからこそ逆に、このコミュニティのあり方を一から構築しなおさなければならないと僕は考えています。

いずれAIが人の尊厳を支える時代が来る

機械や人工知能（AI）が発展していく未来では、僕らの仕事はどうなっているでしょうか。医療も福祉も、人間が介する必要がなくなり、僕らは仕事を失ってしまうのではないかと恐れている方もいるようです。

僕も一時期は、「AIが発展したら、自分の仕事は失われるだろうなあ」と考えていました。自分の頭のなかで、「Aという場合、Bという場合」といろいろと考えてみたのですが、完全に技術が成熟した世界の想定においては、人間のほうがAIよりも優れているものは見つけられなかったんですね。ただ、僕のなかでは唯一の解として、「それでも僕らは、自分の仕事がなくなる心配をする必要はない」という結論を導き出すことができましたので、この思考プロセスを含めてみなさんにお話ししていきます。

まず、「完全に技術が成熟した世界の想定で、人間のほうがAIより優れた部分はない」という点について解説していきます。こういったAI対人間といった命題をもち出すと、必ず「人間のほうが細かい動きは優れている」とか、「状況の変化に臨機応変に対応できるのは人間だけ」とか、「人間にはロボットには存在しない温かみがある」といった言い分をもち出す方がいます。しかし、それらはすべて、「技術が成熟していない世界」における仮定なんですよね。少なくとも現在において、人間のほうが精密かつ繊細に動ける部分があるのは事実ですし、プログラムや機械学習の埒外《らちがい》にある事象への柔軟な対応も人間のほうが優れています。アンドロイドも、かなり人間に近い質感や見た目を表現できるようになってきました。生身の人間とは天と地の差があるのは事実でしょう。しかしそれらはあくまでも、現時点での技術が未熟だからです。例えるなら、幼稚園児の大谷翔平に対して、大人の僕らが「俺たちのほうが野球うまくできるぜ！」って言っているようなものです。でも、科学技術は進歩しますよね。いずれ、言われなければ人間と区別できないアンドロイドが開発され、それらは人間よりも精密かつ繊細に、そして24時間365日稼働することもでき、知識量や判断力も人間をはるかに凌駕《りょうが》する、なんて未来が訪れるのです。

コミュニケーションの技術も、確かにこの講義でもずっとお話ししてきましたが、人間対人間でしか成り立たないであろう技術とかがあるので、それらをアンドロイドが習得するってめちゃくちゃ難しいと思いますよ。でも、それらを言語化して伝えることが可能な以上、それを学習することもまた可能なんですよね。悔しいですけど。それでもなお、「人間の温もり」という感傷的理論をもち出す人はいるかもしれないんですが、「人間の五感では、生物か機械か判別できないレベルのアンドロイド」というところまで技術進歩が進んだら、という設定に対しては、太刀打ちできないでしょう。だって「見分けられない」わけですからね。そういうSFってすでにたくさんありますよね。

そして、そういう世界のほうが少なくとも医療分野ではよいことが多々あるとも思うのです。まず、ＡＩは間違えません。いわゆる誤診や判断ミス、また、人間なら当然もっている「主観」もないので、医者によって治療法が大幅にぶれるなんてことも起こりません。患者さんのあらゆる生体データは、埋め込まれたマイクロチップによって生まれたときから収集され、身体に異常があればそれをデジタルで知らせ、そのデータは医療ＡＩに共有されることで、適切な治療方針もそのＡＩが提示してくれます。患者さんは、そのＡＩの提案、Ａ・Ｂ・Ｃくらいの選択肢は出るかもしれませんが、それに従って方針を「自分で」選び、それに合わせた治療薬も自宅に自動的に届けられ、自分で内服、またはもうまったく人間と区別のつかないヒト型アンドロイドが寸分のミスもなく注射してくれます。人生に大きく影響する病気に罹患《りかん》してしまい、ＡとＢのどちらの選択肢をとるべきか……という状況に陥ったとしても、マイクロチップを通じて生まれたときからずっと本人の会話や行動パターンなどを蓄積してきたパーソナルＡＩによって、「あなたがこれまで歩んできた人生のパターンから考えると、こういったときにはＢを選ぶことを好ましいと考えているのではないですか？」とアドバイスをしてくれます。

こんな世界では、ＡＣＰ（人生会議）だって必要ありません。生身の医者や家族と、断片的な会話やそのときの気分によってなされた決定によってその後の人生を決めていくなんて曖昧なものより、パーソナルＡＩのほうがよっぽど、患者さん本人の正確な意図を把握できているからです。現代のように、医師がその頭のなかにあるだけの知識と、個人的な価値観を加えて決めた診療方針に従わなければならない世界に対し、パーソナルＡＩのサポートを受けながら、自らの生き方を自ら決め、病気になってもＡＩで構築された医療システムを利用することで、病院なんかに行かなくてもすべて自ら方針を決定することができる世界。端的にいえば、現代は「医者が医療を司る世界」なのに対し、未来は「市民一人ひとりの手のなかに医療がある世界」になっていきます。このように、「医療が民主化された世界」は、これまで患者さんが医療に振り回されつづけてきた20世紀からの大きな流れを変えることで、真に自律的な生を生きられる世界の実現であり、僕は個人的には喜ばしいことだと考えています。

では、そういった世界に向かっていくのが理想的だと考えるなかでも、僕自身は医者でありつづけられるでしょうと楽観的に結論づけているのはなぜか、という点ですが、それは、「多くの患者さんが、人間の医師に診てもらうことを求めるだろうと思うから」です。

講義の最初のほうに、僕が「仮に１０００年を生きられるのが自然と考える世界が訪れたとしても、僕は昭和に生まれた自分としての自然を全うする」とお話ししたことを覚えていますか？　僕は、いま生きている全人類のうち、少なくない数の人が同じように考えるのではないかと思っているんです。先ほどまでお話ししてきた「理想的な世界」について、聞いていてみなさんはどんな気持ちになりましたか？　心がワクワク浮き立ったでしょうか。それとも、「なんか気持ち悪い」って思った方もいたんじゃないでしょうか。少なくとも、いま世界に生きている人たちのうち、40〜50歳くらいの方々が死を迎えるであろう間については、僕はこの死生観が通ると思っているんですね。そりゃあ、合理的に考えればすべてAIに任せたほうがいいことはたくさんあると思いますよ。でも、これはこれまでの講義でもずっとお話ししてきたことでもありますが、人間ってそれほど合理的には生きられない生き物なんですよね。仮に「人間とまったく区別のつかないアンドロイド」が世界にあふれたとしても、「アンドロイドではなく人間の医療者に診てほしい」という方は必ずいます。だから、僕らの仕事はなくならないのです。それが崩れるのは、「生まれたときからアンドロイドやAIが世界にあることが当たり前」の世界で生きてきた世代が大人になったときです。その頃には、確かにもう医者なんて職業もなくなってしまうかもしれませんね。でも、それはそれでいいのです。僕はもうその頃には、「昭和に生まれた自分としての自然」の結果、この世には存在していないでしょうから。その先の未来を決めるのは、その時代に生きるその人たちです。少なくとも僕は、自分がいなくなった後の世界のことまで気にかけませんよ。

1000年を生きることを選んだ人たちにとっては大問題かもしれませんけどね（笑）。

今日のお話を聞いたみなさんは、「1000年生きるのが当たり前の時代」が10年後に訪れたとしたら、どんな生き方を選びますか？

先ほども言いましたが、何か命題が生じたとき、それについて考えつづけること、そして自分のなかに出てきた答えを否定する考え方を見つけてきて、また考えなおすことが大切です。その繰り返しができるようになれば、今回この10回の講義で学んだことは、ぜんぶ忘れてしまったって構わない。また何年かした後に講義録を手に取ってみたときに、「あれ、こんなこと言ってたっけ？」「講義を聴いたときは納得したけど、いま読んでみたら納得できないなあ」とか思ってもらえたら、それが僕にとって一番の喜びです。

＊

みなさん、全10回の講義、本当におつかれさまでした。

実践的で明日からでも使える内容から、哲学的でわかりにくい内容まで、幅広く取り扱いましたので、ついてくるのも大変だったかと思います。ぜひ、また何かの機会でみなさんとお会いできることを期待しています。ありがとうございました。

あとがき

最後までご覧いただき、ありがとうございました。二人に一人ががんになる時代、とはいえこれまでの日常のなかでがんをかかえながら生きる方々と長く付き合った経験がある方はそんなに多くはないでしょう。医療福祉職に就いてはじめて、そういった方々とたくさん出会い、戸惑ってしまう方も少なくないと思います。私自身も、そうでしたから。

がん患者さんを取り巻く状況は、この10年ほどで劇的に変化してきています。がん治療の領域でも、手術や放射線、抗がん剤の技術革新が起こり、これまで完治が不可能であった病変も完治（寛解）に至る例が増えてきていますし、合併症や副作用も軽くなったことで入院も短期間、または不要になり、日常生活を送りながらがんと付き合っていける方々が大半です。支持・緩和療法も進歩したことで、がんそのものや治療に伴う苦痛を緩和しながら過ごせるようになってきています。

一方で、それに伴い、がん患者さんを取り巻く社会的な問題が顕著になってきています。いまだに社会に存在する病者への差別、治療そのものや仕事の機会の減少からくる金銭的問題、また医療福祉職や友人・家族などとのコミュニケーションの難しさ、そして病をかかえて生きることの孤独など。これらはすべて、医者が薬を処方して解決できる類のものではありません。そのぶん、私たち医療福祉職に求められる技術や見識は、病態生理や薬理学的なものにとどまらず、コミュニケーション技術や社会学・公衆衛生学分野にまで広げていく必要性が出てきています。

例えば、20年前であれば「傾聴」という言葉を出すだけでコミュニケーションができているように感じられるほど新鮮だったものも、いまでは医師だけではなく、看護師も、そして学生の間でも知らない者などおらず、病棟実習に来る学生たちの目標で「患者さんのお話を傾聴します」が立案されない日はありません。

しかし、傾聴が広まってくるにつれ、「傾聴は何のために行っているの?」という当然の問いが現場の各所で見られるようになってきています。例えば「患者さんの思いを一生懸命に『傾聴』しているにもかかわらず、患者さんが心を開いてくれないんです」とか「傾聴を根気強く行っても、患者さんの悲しみを癒すことができません。何も変わらないんです」とかの疑問です。つまり、コミュニケーションの形だけではなく、より本質について考え、自分自身で納得できるようにならなければいけなくなっています。

傾聴についてまず第一にいえることは、患者さんを「変える」ために行うものではない、ということ。傾聴をすると患者さんの気持ちが変わることは確かにあります。しかしそれは、傾聴を行った結果としてそこに行き着けた、というだけ。傾聴はあくまでも「患者さん自身が自ら、自分の意思に沿って自由に話せるように言葉の環境を設定すること」であり、医療福祉職が患者さんから話を聞き出そうとするものではありません。

そして第二にいえることは、「傾聴＝患者さんの話に耳を傾けること」と誤解されている点です。指導者が「患者さんの話を傾聴しなさい」と告げるとき、それが「そもそも話を聞けていない人たち」に向けた言葉であることはしばしばあります。例えば患者さんが「もう薬を飲みたくない」と抵抗したときに、「先生が処方した薬だから決められたとおりに飲んでください」と管理するのは「話を聞けない」典型例。ではそのときに、「じゃあ、薬を飲まない理由を教えてください」とベッドサイドに座り、20分ほど本人の訴え、ここでは「内服が多い」とか「過去に薬でアレルギーが出たことがあるから怖い」などの情報を聞き出したとして、それで「傾聴した」と言ってしまっていないでしょうか。それは結局のところ、傾聴ではなく「優しい尋問」にしか過ぎません。

傾聴とは、患者さんの感じ方として捉えるなら、「この人を前にすると、ついついいろいろと話したくなっちゃうんだよな」と思ってもらえる技術です。その語りのなかに、患者さんにとって大切な価値観が含まれていたり、自身の気持ちの整理につながっていく鍵が隠れていたりします。いま、広く「傾聴」という技術が広まってきたがゆえに、その技術の本質的な部分が見失われているのでは、ということを懸念しています。

患者さんがかかえている「全人的苦痛」。これに向き合っていこうとするならば、私たちは医療福祉職として考え方を深くし、想像力を豊かにすると同時に、地域のなかでたくさんの味方を育てていく必要があります。生活のなかで生じるさまざまな苦痛。それらに対応していくために、地域全体の力をのばしていくことがいま、求められています。

この本が、そういった未来に少しでも助けになることを願っています。

２０２３年12月

一般社団法人プラスケア代表理事／川崎市立井田病院腫瘍内科

西　智弘

西 智弘（にし・ともひろ）

一般社団法人プラスケア　代表理事

川崎市立井田病院　腫瘍内科　部長

2005年北海道大学卒。川崎市立井田病院にて、抗がん剤治療を中心に、緩和ケアチームや在宅診療にもかかわる。2017年には一般社団法人プラスケアを立ち上げ、代表理事として、「暮らしの保健室」「社会的処方研究所」の運営を中心に、地域での活動に取り組んでいる。著書に、『がんを抱えて、自分らしく生きたい――がんと共に生きた人が緩和ケア医に伝えた10の言葉』（単著、PHP研究所）、『社会的処方――孤立という病を地域のつながりで治す方法』（編著、学芸出版社）、『だから、もう眠らせてほしい――安楽死と緩和ケアを巡る、私たちの物語』（単著、晶文社）など多数。

がんになった人のそばで、わたしたちにできること

「幸せな生」を支えるための10の講義

2023年12月30日　発行

著者　西　智弘

発行者　荘村明彦

発行所　中央法規出版株式会社

〒110-0016 東京都台東区台東3-29-1 中央法規ビル

TEL 03-6387-3196

https://www.chuohoki.co.jp/

ブックデザイン　鈴木成一デザイン室

印刷・製本　株式会社太洋社

ISBN978-4-8058-8982-4